Ⓢ新潮新書

和田秀樹
WADA Hideki

不老脳

993

新潮社

はじめに――あなたと日本が元気を取り戻すには

40代に入って、「あれ、おかしいな」と思ったことはありませんか。50代に入って、でもよいですし、60代でも70代でも同じことですが、「やる気が出ない」「発想力が衰えた」「気がついたら同じ著者の本ばかり読んでいる」……などといったことに心当たりがあれば、注意した方がよいことがあります。

前頭葉が衰えているのかもしれません。

もちろんそれだけが原因とは限らないでしょう。身体機能の衰えやその病、自律神経やホルモンバランスの変化、そして中高年を襲う怖いこころの病のうつ病……さまざまなことが原因としては考えられます。ですから医師の診察抜きに一概に決めつけることはできませんが、大脳の一部である前頭葉には「意欲を司る」という大事な役割があるのです。

ここが衰えれば何をするにもやる気が出ないのは当然のこと。仕事への意欲を失えば頭を使わなくなるでしょうし、体を動かしたいと思わなければ運動もしないでしょう。おいしいものを食べたいと思えなければ新しいお店の開拓もしないでしょう。

前頭葉には言葉を操る、情報を処理する、感情を制御する、運動機能をコントロールするといったその人の「人間らしさ」そのものを司る役割がありますが、そうした「自分らしさ」を発揮できるのも意欲あってこそ。ここが衰えてしまっては、あなたの創造性も粘り強さも宝の持ち腐れです。

実は、精神科医として老年医学に35年間、携わってきたわたしが、今もっとも危機感を抱いているのがこの問題なのです。

あなたは今の日本をご覧になっていていかがですか。

「失われた30年」という言い方があります。政治にも社会にもイノベーションが起こることはなく、むしろ「同調圧力」という言葉が一般化し、何かと言えば「自粛警察」をはじめとした「○○警察」が跋扈し、若者たちが「生きづらさ」や「無理ゲー」、「○○

ガチャ」といった言葉で自身の現在と未来のやるせなさを肯定してしまう社会――わたしにはそんな風に今の日本が見えています。

　これはなぜなのか。

　わたしが疑っているのは「今の日本人は前頭葉が衰えているのではないか」ということです。

　いまや日本人の平均年齢は47・6歳。平均寿命ではありません。平均年齢がです。２０２２年の国連の発表によれば、各国の年齢中央値では世界第2位なのです（1位はモナコの54・5歳です）。アメリカや中国が30代後半、インドやインドネシアに至っては20代後半だというのにです。

　日本は世界に先駆けて、人類がいまだかつて直面したことのない超高齢社会に突入しているのだから、この数字は当然ではないかと思うかもしれません。ですが最大の問題は、実は人間の脳は40代から本格的に老化を始めるということです。そして、真っ先に老化が始まるのが前頭葉なのです。

　社会全体が変化を起こす「意欲」を失い、的確に判断し、創造性を発揮し、社会性や計画性、集中力や思考力といった機能を失えばどうなるか。

わたしたちが今、直面しているのはこの「前頭葉機能不全社会」なのではないか——わたしはそう疑っているのです。


ですが、前頭葉は鍛えられます。それはいくつになっても可能なのです。

本書では、前頭葉の重要性をお伝えするとともに、前頭葉を鍛え直す方法もお伝えしたいと考えています。そしてひいては、やる気やアイディアに溢れ、変化を怖れずチャレンジしていたかつての「あなた」を取り戻していただけたらと思っています。

わたしは何冊もの本を書いてきましたが、本書こそが最もみなさんにお伝えしたいことだったのだと今、痛感しています。

まずはあなたが変わること。そこから日本が変わること。わたしの願いが叶うことを、心から祈っています。

不老脳　目次

第1章　脳は40代で衰えはじめる——「前頭葉機能不全社会」の危機

日本人の平均年齢

国立社会保障・人口問題研究所の『人口統計資料集』（2022）によると、日本人の平均年齢はいまや47・6歳だそうです。国連が2022年に発表した「世界人口推計」では年齢中央値が48・7歳。年齢中央値とはざっくりと言えば、年齢を高い順、もしくは低い順に並べたときに、ちょうど真ん中に来る年齢です。

これを聞いてどう感じるでしょう。

違和感を覚えるでしょうか。それとも、「まあそんなもんかな」と思うでしょうか。

例として、日本を代表するファミリーマンガ「サザエさん」を思い出してみて下さい。

サザエさんはいくつだったかご存知ですか？　原作では23歳、息子のタラちゃんが2

歳で夫のマスオさんは32歳。父親の波平さんは54歳で母親のフネさんは48歳だそうです。

これが昭和20年代から昭和30年代の「平均的な日本の家庭像」だったわけです。1960年頃の日本人の平均年齢は約29歳、サザエさんやマスオさんに近かったわけですが、令和のわれわれはもはや波平さんやフネさんに近いわけです。つまり、昔だったら「おじいちゃん・おばあちゃん」の年齢なのです。

これもご存知かどうか、日本の人口ピラミッドは今や「壺型」と呼ばれています。およそ100年前、1920年頃の日本の人口ピラミッドは子供が多く、高齢者が少ない「富士山型」でした。40年前、1980年頃の日本の人口ピラミッドは「釣り鐘型」と呼ばれていました。これはご存知の方が多いかもしれないですね。

第一次ベビーブーム（1947～49年）の時に生まれた人たち、つまり「団塊の世代」が30代で現役の親、第二次ベビーブーム（1971～74年）で生まれた世代、いわゆる「団塊ジュニア」が子供だった頃のことです。この頃はまだ高齢者の数が少なく、「ピラミッド」と言っても先が尖っていて、中程から底にかけて寸胴の釣り鐘のような形をしていたわけです。

それが今では少子高齢化が進み、「釣り鐘」の底部が小さくなってしまい、「壺」のような形になっているわけです。

令和の現在、「団塊の世代」は後期高齢者に、「団塊ジュニア」が50代に入りつつあると聞けば、日本人の平均年齢が40代後半でも不思議ではないと思うのではないでしょうか。

その一方で、今の40代・50代を見て「若いなあ」と思ったことはありませんか。仕事をバリバリやっているからか、美容に気を使って若さを保っているからか、恋愛もまだまだ旺盛だからか、それは個々人でさまざまでしょうが、今の日本の社会において、「40代・50代はまだ若い」と思えるのはなぜなのでしょう。

日本全体の平均年齢が上がっているからだとわたしは思います。

これは言わば当然のことで、日本全体で50代以上が約半数を占めるわけですから、40代・50代なんて珍しくもない。まだまだ老人の仲間入りはさせてもらえないでしょう。

ところが、いくら「自分は若い」と思ったところで脳科学的にはそうはいかない――というのが本書の眼目です。なぜなら、脳の老化は40代でとっくに始まっているからです。

中でも深刻なのは前頭葉の老化だとわたしは思っています。前頭葉が老化すれば、個人としての活動レベルが落ちます。そればかりか、そうした人たちが増えれば日本全体の活性が落ち、沈滞を招くからです。すでにその「前頭葉の機能不全」に由来する沈滞は始まっているのかもしれません。まずはその点を見てゆきましょう。

前頭葉の役割

そもそも、前頭葉とはどんな役割を持っているのでしょうか。

人の脳というのは一般的な成人で体重の約2%、約1・2〜1・6キログラム程度の重さがあり、大脳、間脳、中脳、小脳、延髄、脊髄などの部位に分けられます。前頭葉というのは大脳の前方にあります。大脳を上から見ると前頭葉、頭頂葉、後頭葉と並んでおり、左右に側頭葉が位置しています。内側に大脳辺縁系があります。

大ざっぱに言えば側頭葉は人間の知能に重要な役割を担う言語機能、そして記憶や本能・情動を司ります。奥の方の大脳辺縁系に海馬という、形状がタツノオトシゴに似ている部位があって、ここが記憶の中枢です。頭頂葉は体全体の感覚から得られる形や重さ、手触りといった印象を認識したり、それらの情報を統合したりする中心です。自分の位置や方向の把握といった空間認識や複雑な動作、計算なども司ります。後頭葉には視覚野の中枢があり、視覚情報を処理しています。色や形、明るさや奥行き、動きなどを把握するわけですが、これらの情報を頭頂葉や側頭葉、さらには前頭葉とやり取りすることで、目に映った状況を「あ、車が近づいてきているのだな」と把握し、「避けなければ」などと判断します。脳というのはこのように、各部位が相互に連携を取り合って機能しています。前述の大脳辺縁系は本能や感情を司ります。

大脳が発達しているのが人の脳の特徴ですが、中でも前頭葉の大きさは大脳全体の約30％を占めます。だからというわけではありませんが、前頭葉の役割は多岐にわたります。運動するときや言葉を操るとき、泣いたり笑ったりするときに働くのが前頭葉です。

前頭葉はさらに「前頭連合野」「ブローカ野」「運動前野」「補足運動野」「前頭眼野」「一次運動野」に分けることができるのですが、それぞれに高度な機能を担っています。

中でも「前頭連合野」は思考や判断といった情報の処理や、集中力や意欲、情動のコントロール、創造性や計画性、社会性といった〝人間らしさの源泉〟とも言える役割を担います。前頭葉の機能がすべて解明されているわけではありませんが、前頭葉とはいわば、人間の〝知性〟そのものを司ると言い換えてもいいかもしれません。

例えば、「老人は怒りっぽい」などと言われますが、これは別段、年をとると性格的に怒りっぽくなるわけではなく、前頭葉の機能である「情動のコントロール」がうまく働かなくなると考えてみるといいかもしれません。怒りという感情が湧いたときに、「ブレーキが利《き》かなくなる」というわけです。

〝人類史上最悪の手術〟

そんな数々の機能を司る前頭葉を失うとどうなるか。

1930年代に考案された「ロボトミー手術」という、前頭葉の一部を切除する脳外科手術がさかんに行われたことがあります。およそ100年前、まったくの未知の領域だった前頭葉が、医学史上、最初に大きな注目を集めた例と言っていいでしょう。この手術はポルトガルのエガス・モニスという神経科医が統合失調症（当時は精神分裂病）

の治療法として提唱した外科手術でした。

統合失調症は思考や感情がまとまらなくなってしまう精神疾患です。妄想や幻覚などに苛《さいな》まれ、凶暴な状態が続くようになってしまった患者の前頭葉の一部を切り取ることで、興奮症状を鎮静化する――というのがモニスの研究（といっても人体実験なのですが）成果でした。

頭骨にドリルで穴を開け、前頭葉の一部を切り取るというのが手術の手順ですが、その際、前頭葉以外に触れることはありません。このため側頭葉や頭頂葉が司る言語能力や計算能力には影響せず、術後の患者に知能テストを受けさせても術前と変化はない。

つまり、知力は以前のままで凶暴な性格をおとなしくできる、統合失調症を治すことができる画期的な手術――と評価されました。ロボトミー手術は第二次世界大戦中から戦後にかけて世界中で爆発的に広がり、アメリカではおよそ４万人が手術を受けたとされています。モニスは１９４９年にノーベル賞を受賞しています。

ところが、手術を受けた患者たちには何が起こったでしょう。ご想像の通り、ロボットのように無気力になり、完全な植物状態になってしまう人までも続出したのです。前頭葉の機能のひとつは意欲を司ること。これを失ってしまえば、他人の指示の言いなりに動くロボットのようになってしまうのも無理はありません。

人体実験に近い施術も医学倫理的に問題視され、これは非人道的だということで批判が巻き起こりました。名作『カッコーの巣の上で』で取り上げられているのもこの手術です。ロボトミー手術は〝呪われた手術〟〝人類史上最悪の手術〟とも呼ばれ、モニスのノーベル賞を剝奪しようとする運動も起こりました。モニスはノーベル賞こそ剝奪されませんでしたが、65歳で自身の元患者に銃撃され、下半身不随で余生を過ごすこととなりましたがそれは余談です。

さらに言えば、「ロボトミー」という名称はロボット（robot）とは関係なく、lobotomyと綴ります。「lobe（葉）」を切断する（-otomy）という意味合いであることを付け加えておきます。

ともあれ、前頭葉を失うと、人はロボットのようになってしまうのだな、ということは覚えておいていただければと思います。

前頭葉はなくても生きていける⁉

前頭葉の欠損が人にどのような影響を及ぼすのか、もう2例見てみましょう。

アントニオ・ダマシオという、ポルトガル系アメリカ人の著名な神経科学者がいるのですが、彼が著した『生存する脳――心と脳と身体の神秘』という本があります。世界的ベストセラーとなったのでご存知の方もいるかもしれません。ダマシオは現在も南カリフォルニア大学で前頭葉研究の最先端にいます。

この『生存する脳』で紹介されているひとりがフィネアス・ゲージという19世紀の米国の有名な鉄道作業員です。

真面目で勤勉な性格だったゲージは鉄道工事の監督としても有能でした。仕事熱心で責任感も強く、部下からも尊敬を集める存在だったのですが、鉄道の延伸工事中、岩を砕くための火薬が爆発するという事故に遭ってしまいます。直径約3・8センチ、長さが1メートル以上もある鉄の棒が左目に突き刺さり、頭頂部に向けて頭蓋骨を貫通するという大事故でした。

普通に考えれば、そんな事故に遭えば人は死ぬでしょう。

ところが驚くべきことに、ゲージは事故から数分もしないうちに立ち上がり、会話をし、ほとんど人の手も借りずに歩き、そのまま自分のホテルへ帰ったのだそうです。

一時は昏睡状態に陥ったもののゲージは一命を取り止め、数ヶ月後には普通に生活ができるようになりました。

しかし、この事故以後、ゲージの人格はまったくの別人のようになってしまったといいます。真面目だった人柄が、うって変わって無礼な態度を取るようになり、どうしようもないほど頑固になったかと思うと急に優柔不断になったり、将来の計画をあれこれと立ててはすぐに投げ出してしまったり、という変化が見られました。周囲の友人や知人は「彼はもはやゲージではない」と言うほどだったといいます。

ゲージの事故は1848年です。左前頭葉の大部分を損傷したと考えられますが、次のようなことがわかります。人間は前頭葉を損傷しても生きてはいける、ただし、人格が変わってしまうことがある、ということです。

ダマシオが著書の中で紹介しているもうひとりは、実際にダマシオが診察したエリオットという30代の男性です。

エリオットは成功した有能な商社マンでした（ダマシオは自身の患者の個人情報が特定されないよう一部経歴などを改変して紹介しているので、もしかしたら商社マンではないかもしれません。ですが、仕事において有能な人ではあったのでしょう）。彼は不幸にも若くして髄膜腫を患い、前頭葉を圧迫する腫瘍があることがわかりました。外科手術で腫瘍は無事に摘出されたと思われましたが、術後、エリオットもゲージと同じようにまるっきり別人のようになってしまったといいます。

非常に共感能力の高い商社マンで、バリバリと仕事をこなしていたエリオットでしたが、腫瘍を取り除いたあとは仕事を途中で投げ出したり、逆に、無駄に思える書類の分類を一日中繰り返すようになってしまったといいます。書類の読み書きは以前と変わらずできたそうですし、知能テストでも異常は見られないのですが、他者への共感を示せず、また感情のコントロールができなくなってしまい、結局、仕事も失ってしまいました。

そこでダマシオがエリオットの前頭葉を改めて調べたところ、無事に腫瘍を取り除けたと思われていた前頭葉でしたが、内部がかなり損傷していたというのです。ここでダマシオは、ゲージの例以外でも、こうした異常を起こす患者がいることに気づいたわけですが、これもまた、前頭葉が人格であったり「その人らしさ」を司ることを証す一例ではないでしょうか。

ところがその一方で、科学者の中野信子さんと対談したときに伺った話ですが、中野さんの学生時代、東大の先輩に右前頭葉がない人がいたそうです。ＭＲＩで脳を調べてはじめて前頭葉の欠損がわかったそうですが、この方の場合は、人は前頭葉がなくても生きていけますし、必ずしも人格が破綻するというわけでもなく、東大に受かることもできる、という例と言えます。

さて、となると、前頭葉が司るものとはなんなのでしょう。

「ＩＱ」と「ＥＱ」

ダマシオが挙げた前頭葉を失った人たちの例は、米国の心理学者で科学ジャーナリストのダニエル・ゴールマンによる『ＥＱ——こころの知能指数』という本でも取り上げられています。

ご存知のように、「ＩＱ」とは知能指数のことです。英語の Intelligence Quotient の略語ですね。ゴールマンが紹介したことで日本でも広まった「ＥＱ」は Emotional Intelligence Quotient の略で、「心の知能指数」などと訳されます。ゴールマンは１９９０年代に同書で組織のリーダーに必要な資質としてＥＱを紹介し、日本でもベストセラーとなりましたからご存知の方も多いでしょう。

実はこのＥＱの「５大要素」が、現代の前頭葉の研究者が「前頭葉の働きを示すもの」と考えているものとほぼ一致しています。ＥＱは日本では誤解されているところも多い概念ですが、なぜＥＱ研究が始まったかというと、ハーバードのような大学を出た非常にＩＱの高い人でも社会的成功を収められない人は多い。人生での成功を導く要因のうちＩＱが関係するのはせいぜい２割ほどだという問題があったからです。これはなぜなのか、というところが出発点となっています。つまり、ＥＱが高ければＩＱは不要だということではなく、ＩＱ以外で社会生活で成功に必要な要素はなにか、ということがＥＱ研究の眼目であることは記憶に留めておいていただけたらと思います。

ＥＱの５大要素とは次の通りです。

・自己認識（自己の感情や情熱、価値、目標などが他人におよぼす影響の認識）
・自己抑制（自らの破壊的な感情や衝動を抑制する能力）
・動機づけ（成果に向けた情熱、達成感の付与）
・共感性（関係する人への思いやり）
・ソーシャルスキル（他者と調和した人間関係をマネジメントする能力）

たとえば、先ほど紹介した「商社マン」エリオットは、前頭葉を損傷する前は他者への「共感性」が高く、仕事上の「ソーシャルスキル」も持ち合わせていました。ところが、前頭葉が機能しなくなってからはそれらが失われてしまったようです。「鉄道作業員」のゲージも、事故後のエピソードなどを調べる限り、「自己抑制」や「ソーシャルスキル」が失われたようです。

ふたりとも知能は変わらなかったそうなので、前頭葉が壊れると「ＩＱ」はそのままで「ＥＱ」が下がってしまうということが言えそうなのです。

15～16ページで簡単に説明しましたが、前頭葉の役割のひとつに「情動のコントロール」があると言われています。前頭葉がきちんと機能していれば、怒りや悲しみなど負の感情が湧いてきても、行動にブレーキをかけることができます。ＥＱで言うところの「自己抑制」です。ゲージやエリオットが「人格が変わった」と言われてしまうのは、ひとつにはこの機能が失われてしまったからでしょう。

あるいは集中力や意欲といったものも、ゲージやエリオットからは失われてしまったようですが、これはＥＱで言うところの「自己認識」や「動機づけ」に相当します。創造性や計画性もそうでしょう。

思考や判断、言語を操る能力が失われれば、「自己認識」や「共感性」「ソーシャルスキル」も失われることになります。社会性もＥＱで言うところの「共感性」や「ソーシャルスキル」があってこそです。

前頭葉のセルフチェック

ではここまで読んできて、ご自分や周囲の人たちはどうですか？

ＥＱの５大要素に照らし合わせてみることで、ある程度前頭葉のセルフチェックが可能ですからぜひやってみてください。

「自己抑制」の利かない人、「自己認識」が大丈夫なのかな？　と思わせる人、見ていてどうもすべてにやる気が感じられない人……そんな人はいないでしょうか。

今から20年以上前、さかんに「キレる若者」が話題になったことがあります。２００年前後に10代の若者が殺人事件をはじめとした凶悪事件を起こすことが連続しました。メディアが大きく取り上げ、少年法の改正のきっかけともなりましたからご記憶の方も多いかもしれません。

「キレる」というのもまさに前頭葉の働きが未熟だからこそ起こることです。実は、脳が「完成」するのは25歳前後と言われています。お母さんのお腹の中にいるときから脳は成長を続けるのですが、前頭葉が最後に成熟します。若者が「自己認識」や「自己抑制」において未熟なのは言わば当然とも言えます。

ところが近年、今度は「キレる老人」「暴走老人」が話題になっています。単に偏屈になった「老害」の一種として扱われることも多いですし、認知症の初期症状と捉える向きもあるようです。自律神経やホルモンバランスの乱れが影響していることもあるでしょう。しかしわたしはこれは一定程度、前頭葉の衰えが関係しているのではないかと考えています。前頭葉の機能が落ちてくると、まず感情をコントロールできなくなってくるからです。

「自己抑制」が利かない例として、こうした「キレる若者」や「暴走老人」以外でも、ストーカーやクレーマー、あおり運転やハラスメントをするような人を思い浮かべる方もいるかもしれません。身近でも、ふだんはおとなしくて理知的なのに、店員や駅員の態度が悪いとか、市役所で待たされた、肩がぶつかったといった些細なことで導火線に火がついてしまう人など見かけないでしょうか。いずれも、前頭葉の働きになんらかの問題がある可能性は捨てきれないとわたしは見ています。

こうした例は学歴や社会的地位とは関係ありません。むしろ、日頃から真面目で、「こうあるべき」という思い込みが強い人ほど抑制が外れるとキレてしまう傾向にあるようです。

東京大学を卒業し、ハーバード大学に留学して国会議員になったような人が、秘書の些細なミスに感情のブレーキが利かなくなり、「違うだろ、このハゲーッ!」などと怒鳴ってしまって問題となった例。暴言やパワハラが問題視されている市長（この人も東大卒で有能な市長だったそうです）が、それでも懲りずに暴言を吐き、責任をとって辞任する例。

近年、ニュースやネット上の言論を見ていても、こうした「キレやすい」日本人は増えたように感じます。電車内で喫煙していることを高校生に注意された男性が、逆ギレしてひどい暴行を加えたなどという事件もありました。

いずれも前頭葉がまともに機能していれば、怒りという感情は抑制できるでしょう。自分の社会的立場や置かれている状況、トラブルの対処法なども脳裏に浮かぶでしょう。ましてや暴力でねじ伏せるようなことはないはずです。

人の感情は大脳辺縁系という、前頭葉よりずっと奥、脳のもっとも内側にある深い領域で生起されます。その感情に対して、これまでの経験や知識を動員して、行動にブレーキをかける役目を果たすのが前頭葉です。

ところが前頭葉の機能が低下してしまうと、経験や知識がむしろ「かくあるべし」「なぜこうならないんだ」と怒りや悲しみを強化してしまう。前頭葉には洞察力という「隠れたルールを見いだす」あるいは「突然変更されたルールの変更に気づく」という機能もあるのですが、これが働いていないと「今のご時世でこんな発言はまずい」という判断も働かなくなる。そのためもあるのでしょう。これらの例では沸き立つ感情を抑えることができなくなってしまっています。アンガーマネジメントができなくなっているんですね。

近頃多い、「あおり運転」もそうでしょう。「前の車が遅くてイライラする！」と反射的にあおり運転をしてしまったらどうなるか、考えればわかるはずです。警察に捕まれば運転免許は取り消しでしょうし、３年以下の懲役か50万円以下の罰金。家族、親戚、会社の同僚やご近所の見る目も変わるでしょう。それなのに抑制が利かない……これは通常の脳の働きとは言えませんし、感情をコントロールする司令塔としての前頭葉がきちんと機能していないのではないかと疑わざるを得ません。

ではなぜこのような「前頭葉の機能不全」が起こるのでしょうか。

前頭葉は40代から縮み始める！

そもそも、人間の脳は加齢とともに小さくなります。これは、前頭葉も例外ではありません。それどころか、真っ先に萎縮を始めるのが前頭葉なのです。

これはおよそ35年間の老年医学の現場で、1万人以上の脳のＣＴ画像やＭＲＩ（磁気共鳴画像診断装置）画像を診てきたわたしの実感でもあります。

年をとれば神経細胞は減り、小さく縮んでいきます。20代から1日10万の神経細胞が減るとも言われます。ＭＲＩやＣＴで見れば明らかですが、認知症でなくても、多かれ少なかれ高齢者は脳の容量に減少が見られます。健康な場合であっても、90歳の人の脳は60歳のときより約５～７％軽くなるという研究結果もあります。

脳の萎縮は高齢者でのみ起こるのではありません。

脳の外傷や脳血管障害、認知症といったことでも起こりますが、アルコールの過剰摂取や喫煙、ストレスなどさまざまな要因でも脳の萎縮は起こります。早い人では40代前半から脳が縮み始めることがあり、特に顕著なのが前頭葉です。40代前半でも頭蓋骨と前頭葉との間に大きな隙間ができてしまっている例を私は何例か経験しています。萎縮の早さや程度は個人差によるところが大きいですが、50代、60代で前頭葉が大きく縮む例は珍しくありません。原因はさまざまと考えられていますが、ひとつには40代後半から増えてくる脳内の老化物質の影響とも言われています。

前項で触れましたが、前頭葉が「完成」するのは側頭葉や後頭葉、頭頂葉などより遅く、20代半ばと言われています。ところが、その最も遅く発達する前頭葉が、真っ先に老化してしまうことがわかっているのです。

そもそも、前頭葉の機能自体は20代をピークに低下していきます。前頭葉の「考える」「記憶する」「アイディアを出す」「感情をコントロールする」「判断する」「応用する」といった知的な能力は「認知機能」と呼ばれますが、この認知機能のうち瞬発力を要するような情報処理能力や記憶力となると18歳頃がピークとも言われます。「語彙力」や「言語理解」といった60代から70代にピークを迎える能力もありますが、ほとんどの脳機能は加齢とともに低下していきます。そんな実感はないかもしれませんが、いわばわれわれは20代を過ぎても伸び続ける能力で、低下してゆく能力をなんとか補って日常生活を送っているわけです。ところがその低下ラインと上昇ラインが交わり、低下分を補えなくなればどうなるか——わたしたちはそこで初めて自分の老化を実感することになりますが、実際には脳の老化自体はとっくに始まっているのです。

脳の老化は前頭葉から始まります。そして、前頭葉は感情のコントロールを司ります。前頭葉の老化は、感情の老化でもあるのです。

前項で述べたように、感情のコントロールが難しい人が増えています。しかもそれが若者に限らず、いい年をした大人や老人にも一定数いる社会が現実です。その一方で、わたしたち日本人はすでに半数以上が40代後半以上で、40代以上は6割を超えます。そこに、「早い人なら40代前半から前頭葉の老化が始まる」というファクトを加えると、ゾッとするような結論が見えてこないでしょうか。「6割の日本人が前頭葉の機能不全に陥っているのかもしれない」という現実です。

あなたの周囲には知性に溢れた人が多いように見えるかもしれません。記憶も確かだし計算も速く、時事にも明るく発言も根拠に基づいてしっかりしている——ですが、そんな方でも実際に調べてみると、前頭葉だけが縮んでいるということが珍しくないのです。

高齢になって前頭葉の機能が落ちても、前頭葉に較べれば側頭葉や頭頂葉の機能は意外に落ちないことがわかっています。側頭葉は記憶や言語情報を司り、頭頂葉は計算問題を処理する際に使われます。前頭葉が衰えていても難しい文章は理解できますから、90歳を過ぎても「日本経済新聞」や「文藝春秋」、プルーストを読んでその内容を伝えることは可能なのです。数字の情報を処理したり、ものを記憶するだけなら前頭葉はほとんど使われないからです。

ですが、そうした人たちがいざというとき感情をコントロールすることができるでしょうか。あるいはイノベーションを起こしたり、新たな変革に怖れず挑戦できるでしょうか。

前頭葉が真価を発揮するのは「未知のことがら」に直面したときです。「感情のコントロール」はその一例に過ぎません。

あくまで推論に過ぎませんが、わたしには、平均年齢の上昇に伴い、老化していくばかりのように見える今の日本社会の状況が、やはり年齢とともに衰えていく前頭葉の「機能低下」と軌を一にしているような気がしてならないのです。

そして同時にわたしは、こうした状況を変える方法はある、とも思っています。わたしたちには、ただ老い脳が衰えていくのを待つ以外の方法があるはずなのです。

次章からは、このことについて考えてみましょう。

第2章　チェックすべき7つの「機能不全」――こんな状態は要注意

前章で「脳は萎縮する」「前頭葉の機能は20代がピーク」と知ってガッカリしていませんか。

落胆することはありません。確かに、なにかあれば怒鳴り散らし、昔話を繰り返し、現役時代の知識だけでどこかで聞いたようなご高説を開陳する――そんな老人がいる一方で、年齢にかかわらず、生き生きした生活を送っている高齢者に出会うことはないでしょうか。

精力的に活動し、話題も豊富、相手を気遣う能力にも長《た》け、表情も明るくて魅力的。どうして同じ高齢者であってもそんな差が生まれてしまうのでしょう。

実は最新の脳科学研究では、鍛えれば前頭葉の機能は維持・向上できるということがわかってきました。世界保健機関（WHO）も2019年、「認知機能低下および認知症のリスク低減」というガイドラインを公表しており、禁煙、運動、健康的でバランスのいい食事とともに、太りすぎ、高血圧、脂質異常症、糖尿病、うつへの対策、認知的なトレーニングを推奨しています。逆に言えば、ケアをしなければ前頭葉の機能はどんどん落ちていってしまうのです。運動しなければ足腰が弱ってしまうのと同じようなものです。

先ほどは述べませんでしたが、知能というのは低下する一方ではありません。現在、知能は流動性知能（fluid intelligence）と結晶性知能（crystallized intelligence）に分けられるとされます。処理スピードや直感力、何かの法則を発見する能力など、新しい情報を獲得して処理、操作する知能を流動性知能といい、これは20代でピークを迎えた後は低下してゆきます。ところが言語能力、理解力、洞察力といった、個人が長年にわたって経験し、教育や学習などで得た知能を結晶性知能というのですが、こちらは60代70代になってもなかなか失われないどころか上がっていくという報告もあるのです。

判断力や推理力、発想力、記憶力、計算能力などの能力は、この2つの知能の双方が必要とされ、こういった能力も55歳〜60歳頃まで高く維持され、明確に低下するのは80歳以降とする研究もあります。

では、能力を低下させないためにはどうすればいいのでしょう。

そのためにはまず、自分の状態が大丈夫か？　を確認していきましょう。

巻末に「感情老化度テスト」を用意しました。

前章で「前頭葉の老化は、感情の老化でもあるのです」と書きましたが、さて、あなたの「感情老化度」はどのくらいでしょう。まずは自分に正直に「感情年齢」を測ってみてください。

もの忘れ＝認知症とは言えない

テストを受けてみてどうだったでしょう。実際の年齢より感情年齢が若くてホッとしたでしょうか。あるいは感情年齢が高くてぎくりとしたでしょうか。

加齢現象というとパッと、「あ、最近もの忘れが増えたな」などと思ったりしないでしょうか。

わたしは若い頃から映画が好きで、今でもよく観るのですが、「顔はわかるのに、あの映画に出ていた助演女優の名前が出てこない！」ということはしょっちゅうです。「店に行ったのに、なにを買おうとしていたか思い出せない」とか、「今朝ニュースで見たのに新しい制度の名称がどうしても出てこない」といったことが続くと、「もしや認知症の始まりか？」などと不安になるかもしれません。

ですが、このタイプのもの忘れは、認知症であったり、その他何か不可逆なトラブルが脳に起きているというよりは、「想起障害」と言って、それほど心配する必要のない症状であることが大半です。しばらくして思い出せたり、ヒントから思い出せたりすれば正常レベルです。

近年の研究では、人の脳の記憶容量は従来考えられていた10倍、約1ペタバイト（＝1000テラバイト、100万ギガバイト）もあると言われています。書類がぎっしり詰まった4段の書棚が2000万個分と言いますから、大型の図書館の蔵書を丸々収容できるなどというレベルを超えています。相当に巨大な記憶装置であるにもかかわらず、中年以降になるともの忘れが増えてしまうのは、この記憶装置からのデータの引き出し方がうまくいっていないからだと考えられています。

人は年齢を重ねながら、日々新しい情報を脳に上書き保存していきます。毎日使っているパソコンも、使っていないアプリを削除したり、ディスクをクリーンアップしてやらないと動きが鈍くなるのと同じように、膨大なデータを何十年も保存できる人間の脳も、無闇にインプット（入力／記憶）を続けるだけではアウトプット（出力／想起）がしづらくなるのです。

情報をインプットする能力を「記銘力」、アウトプットする能力を「想起力」と言い、記憶を保つ力を「保持力」と言います。記憶は記銘、保持、想起の３段階があるわけですね。このどこかに障害があれば「記憶障害」と言うわけですが、認知症であるかはこの記憶障害だけでは判断がつきません。

記憶には別の分類もあって、１分以内程度のことを覚えている「短期記憶」、数分から数日前までを「近時記憶」、数口から年単位で前のことを「遠隔記憶」と言うのですが、これが混乱していたり、例えば月日や場所、人物などがわからなくなることを「見当識障害」と言います。われわれ精神科医が認知症かどうか診断する際、気にしているのはむしろこの「見当識障害」があるかどうかです。

前頭葉の機能不全①「保続」

認知症かどうか疑われる場合、わたしはたいてい、「今日は何月何日ですか?」という質問を最初にします。日付が答えられるということは、記憶はおおむね正常であり、たとえ認知症であったとしても極めて軽いという判断になります。毎日変わる日付という新しい情報をインプットし、保っておき、アウトプットすることができる。近時記憶もちゃんとしているようだ、ということですね。

認知症が進むとその日の日付も答えられなくなりますが、今日の日付がわからなくなってしまった人でも、生年月日は答えられる場合が多いのです。年齢は1年間は変わりませんので、その中間にあたります。年齢が答えられなかった場合は生年月日を聞きます。これも意外に覚えているものです。なぜなら生年月日は一生変わりませんから。

こうやって記憶障害の度合いを探っていくわけですが、ところが前頭葉の機能に障害があると、あれ?　という答が返ってくることがあります。「今日は何月何日ですか」

と聞くと「○月△日です」と正しい答が返ってくるのですが、「誕生日はいつですか」と聞いても「○月△日です」と同じ答が返ってきてしまう。

こういう人には「356＋284はいくつですか」などと聞いてみるんですね。やっぱり「640です」と正しい答が返ってくるので計算能力もしっかりしているとわかるのですが、「489＋313はいくつですか」と聞くと、また「640です」と答えてしまう。

つまり、質問は変わっているのに、同じ答を繰り返してしまう。知能は落ちていないのに、脳の切り替えが利《き》かない。これを「保続」と言います。

この「保続」から前頭葉機能を調べようという試みがあり、「ウィスコンシン・カード・ソーティング・テスト（WCST）」と言います。今では前頭葉機能に障害があるかどうかテストする際などの国際基準になっています。

これはトランプのようなカードを使うのですが、カードには赤・緑・黄・青の4色に色分けされた丸・三角・星・十字といった4種の記号が1〜4個、印刷されています。

つまり、「色」「形」「数字」という3種類の分け方ができるカードというわけですが、これを被験者はあらかじめ提示されたカードから「色の順番で並べればいいのかな？」「数字の順番かな」など規則性を予測して、次のカードを出していくという簡単な分類テストです。カードを並べる順番は、検査を行う側が随時変更します。

例えば、数字だけ見ると「4・1・3・2・4・1・3・2」という順番でカードが出ているとします。すると被験者は「4の次は1か」「1の次は3だな」というように規則性を把握して、「次はなんのカードを出せばよいですか」という質問に対して4のカードを出します。当然、正解ですね。

このように数字だけ追えば規則性がわかる、というテストを3回程度繰り返した後で、検査する側は被験者に伝えずルール変更をします。これまで数字の順番であったのを例えば色の順番に変えるわけです。今度は色を見れば「青・黄・緑・赤・青・黄・緑・赤」というように規則性がありますが、数字を見ると当然、ぐちゃぐちゃになっていて規則性などありません。その上で「次はなんのカードを出せばよいですか」と聞くのです。

健常な人であれば、2回程度やると正解に辿り着きます。あ、ルールが変わったのだなど気づき、新しいルールに対応できる。このテストではその後も順番を記号に変えたり、数字に戻したりして続けるわけですが、保続症状のある人はなかなか正解に辿り着けません。前頭葉機能が落ちているからです。

これは、若い人でも見られる現象で、前頭葉の働きが悪い人だと引っかかってしまうテストなのです。

世間の新しいルールやしきたりについていけなかったら、「保続」すなわち、前頭葉の衰えを疑ってみてもいいかもしれません。

前頭葉の機能不全②「変化に気づけない」

前頭葉にはこのように「隠されたルールを見抜く」「ルール変更に気づく」という機能があると考えられています。

確かにわたしたちの太古の先祖も、藪の先は崖なのに気づかず「ここまでは平らな草原だったんだから、藪の向こうもそうに違いない」などと飛び込めば崖に落ちて死んでいたでしょうし、変化の徴候に気づくというのは生死に関わることがらだったでしょう。

つまり、目の前の事態が変わったときに気づけるか、新しい事態をどう考えるか、という仕事も前頭葉は担っていると言えます。想定外の、経験したことのない状況に直面したときに前頭葉は活性化します。臨機応変に過去の経験や知識も統合し、新しい方法を模索するという機能があるわけです。発想力や想像力の源と言ってもいいかもしれません。

スティーブ・ジョブズや織田信長の例を持ち出すまでもなく、ビジネスの世界でも政治の世界でも、はたまたスポーツの世界であっても、想定外の状況の変化やルール変更というのはあるものでしょう。あるいは自分自身がそれまでの常識に囚われないイノベーションを起こすなら、他人の気づかぬ変化の徴候を見逃さないことが重要でしょう。

前頭葉が衰えているとどうなるか。

そうした変化も見過ごすでしょうし、変化したことさえ理解できないかもしれません。

脳が切り替わらないのですね。

前章で前頭葉の働きのひとつとして「感情のコントロール」に触れました。この機能が衰えると感情のスイッチも切り替わらなくなるのだろうと考えられます。怒りがなかなかなか収まらなかったり、悲しみから抜け出せなかったり、失敗をいつまでも引きずってしまったりするのも前頭葉の機能が落ちているからかもしれません。

また実際、年をとると変化を好まなくなるという傾向が強くなっていくようです。

前頭葉の影響かどうかはわかりませんが、引っ越しを頑《かたく》なに拒む高齢者の話を聞いたりしていると、無理もないと思う反面、（例えばですが）そこまで息子さんが心配してくれているなら引っ越ししてもいいじゃないかと思うこともあります。

もちろん、今の家から移れば生活環境も変わりますし、近隣住民との人間関係もやり直し、否が応でも新しいことに直面せざるをえません。はじめて体験することになかなか対応できないかもしれないという不安もあるかもしれません。

ですが極端な例になりますが、江戸時代の浮世絵師・葛飾北斎は89歳で亡くなるまでに93回も引っ越しをしたそうです。75歳を過ぎてからも意欲的に創作を続け、生涯で残した作品は約３万点。一説によるとただの掃除嫌いだったとも言われますが、無類の引っ越し好きであった稀代のアーティストが、生涯創作欲を保ち続けたと聞くと、年齢と行動力、新しいことへの対応というのは関係がないのだなとも思わされます。

引っ越せば孫にすぐ会えるとか、孤独死を免れうるといったメリットもあるでしょう。それでも「現状の方がいい」というのはひとつの判断ではあるにせよ、「変化にチャレンジする」という意欲はもう失われているのだなと話を聞いていて思います。

高齢者に限らず、こうした「知らないことや未経験のことは受け入れたくない」「変化によって損をする可能性があるなら、現状維持の方がいい」というマイナス思考の心理的傾向は「現状維持バイアス」とも呼ばれます。

なるべく変化のない状態を好むようになっていたら、新規の事柄を担う前頭葉の衰えを疑ってみてもいいかもしれません。

前頭葉の機能不全③「ワンパターン」

変化を好まないようになるとどうなるか。当然、行動もワンパターンになります。ぎくりとした方はいないでしょうか。

こんなことをしていたら要注意ですよ、とわたしがよく挙げるのはこんな例です。

・外食をするのはいつも決まった店
・同じ作家や同じジャンルの本ばかり読んでしまう
・散歩やジョギングのコースがいつも決まっている
・髪型やおしゃれに気を使わなくなった

思い当たる項目がひとつでもあれば、黄色信号です。

「現状を変えたくない」「むしろ心地よい」「今のままでいい」という「前例踏襲思考」は、前頭葉が働いていない状態と言ってよいでしょう。前頭葉は使わなければ衰えるのですが、「あの店でいいや」と決めてしまえば、前頭葉が活性化されることはありません。先に述べたように、前頭葉が活性化するのは想定外の事態に直面したとき、未知のことがらに挑戦するときと言ってもいいかもしれません。新しい店を調べ、考え、「こんな店だろうか」「この料理はおいしいだろうか」と検討することもなく店を決めてしまえば、前頭葉は楽でしょうが、衰えていく一方です。

アメリカの研究ですが、現役時代に与えられていた仕事が複雑（スキルの習得が必要、新しい課題への挑戦が必要等）であればあるほど、年をとったときの認知能力が高いという結果もあります。

同じ作家の本ばかり読むこと、同じ散歩コースを選ぶこと、似たようなファッションで過ごすことも同様です。出会ったことのない経験に前頭葉は活性化するのですから。

そういう意味では前頭葉というのはできるだけ楽をしたがっているのかもしれません。いちいちの変化は確かに面倒くさいものですし、現代社会は厄介なことに（ありがたいことにと言うべきかもしれませんが）、何も考えなくとも快適に過ごすことも可能です。その上、日本社会では「あうんの呼吸」ではありませんが、お互いに何も言わずに物事が決まることをよしとする風潮もあります。

会社組織などでも、例えばやる気のある若手が斬新な企画を出したとします。ところが「ウチでは今までそういうことはやったことがないから」と上司に断られてしまう——こんな場面など代表的な前例踏襲思考と言えるでしょう。「前例がないから」というのは実は理由になっていないのですが、「思考する」という前頭葉を活性化させる重要な働きを行うことなく、企画の良し悪しが判断されてしまうのでは「前頭葉の機能不全」と言うよりありません。

もちろん前例踏襲にもメリットはあります。時間をかけずに合理的な判断を下せる面があるからです。内容を逐一検討するのではなく、前例に倣って照合するだけなので、非常に効率的とも言えます。

ただし、それはその会社が業績好調、もしくは現状維持を望むなら、です。このままでは頭打ち、もしくは現状が苦しい、という状態で新規事業のアイディアを考えることなく潰していたら、その会社の未来は厳しいものにならざるを得ないでしょう。

人間の場合、企業とは違い、放っておけば前頭葉は衰えていきます。自分の行動がワンパターンになっていたら前頭葉の衰えを意識した方がよいかもしれません。

前頭葉の機能不全④「アウトプットできない」

前項で触れていないのですが、「同じ話を何度もしてしまう」ということを「老化ではないか」と不安に思っている方もいるかもしれません。

「その話は聞きましたよ」と何度言っても繰り返す老人にうんざりしたり、逆に、相手の表情から「あ、この話したことあったたっけ」と思いながらも話しきって、やっぱり「その話、前にも聞きましたよ」と指摘されてヒヤリとしたり。

もちろん話したことを忘れている記憶障害の可能性は小さくないのですが、これも「保続」の一種とも考えられますし、変化を好まない脳の老化の一種とも考えられます。ですから繰り返さぬよう気をつけた方がいいとは思いますが、同時に申し上げておかねばならないこともあります。

前頭葉の重要な役割は「アウトプット」にあるのではないか、ということです。この点から考えると、「同じ話をしてしまうこと」も一概に否定出来ません。

失語症という症状があります。随分誤解されているので説明しておきたいのですが、これは一般的に「感覚性失語」と「運動性失語」と言われるものの大きく2種類に分けられます。

感覚性失語というのは人が話している言葉が理解できなくなること。話し言葉が理解できないので会話が出来なくなります。人の話にあいづちが打てなくなり、理解不能なことしか話せなくなったり、筆談もできなくなります。いわばインプットできない状態です。話し言葉だけでなく文章も理解できなくなります。筆談にすればわかるのであれば失語でなく、難聴です。

運動性失語というのは言いたいことがあってもそれを言葉にできない状態です。相手の言っていることはわかりますが、自分の頭の中にある概念をアウトプットできなくなってしまう。

前者は左側頭葉に脳梗塞や脳腫瘍が起こるとよく見られる症状で、後者は前頭葉が損傷すると起こるとされていて、例えば前大脳動脈が閉塞すると起こることがあります。前頭葉はおそらくアウトプット系であり、側頭葉はインプット系と言えるのではないかとわたしは思っているのです。

昔話をする、つまりアウトプットが行われているというのは前頭葉が使われているということであり、これは必ずしも悪いことばかりではないのではないかとも思うのです。むしろ、なんらのアウトプットもなされない方がよほど心配です。老人などが何度も同じ話を繰り返していたら、温かい目で見守ってあげてほしいとも思います。記憶障害の可能性はありますが、脳の老化は遅くなります。

そもそも日本人はアウトプットが苦手です。「出る杭は打たれる」という俚諺がありますし、「和をもって貴しとなす」という美徳があります。いずれも否定すべきものではないかもしれませんが、脳科学の立場で言えば「前頭葉を使っていない」状態であると言えるとわたしは思います。

前頭葉の機能不全⑤「無関心」

前項では「アウトプット」に問題が生じるケースを紹介しましたが、前頭葉の機能が衰えると、インプットに問題が生じる場合もあります。

前章で紹介した「鉄道作業員」ゲージや「商社マン」エリオットは前頭葉に損傷を負い、他者への関心や共感性を失ってしまいました。ロボトミー手術を受けた患者たちに至っては、確かに緊張や興奮といった症状は軽減しましたが、ロボットのように受動的で無気力、感情反応全般が低下し、自分自身や周囲に対する関心も失ってしまいました。

これは次項で取り上げる「意欲減退」とも大きく関わりがありますが、認知症患者でも同様な状態が見られることがあり、「アパシー」と呼ばれます。元々社会学で使われていた概念で、「社会的事象に対する無関心」を表す言葉でした（かつては「スチューデント・アパシー」という、入学後に意欲を失って無気力になってしまう学生の問題が話題になったこともありましたね）。心理学や精神医学でも、外的な事象に対してだけでなく、自分自身のことでさえ無気力・無関心になってしまう状態をアパシーと呼ぶようになりました。これも近年、前頭葉の損傷によって生じることがあるとわかってきました。

「うつ状態？」と思うかもしれませんが、うつが精神的な落ち込みを伴うのに対して、アパシーは気分の浮き沈みが特にありません。自傷行為に走ったり、暴力行為を行うといった問題行動がないことも多いですから、周囲からも気づかれにくい。抗うつ薬も効果が得られにくい状態です。

知能が下がったり価値観が変化したりすることもなく、心理学検査でも異常が認められないのですが、すべてのことに関心がないために、例えばその日着る服を選ぶとか、何を食べるかといったレベルで立ち往生してしまいます。自分に対しても傍観者のようになってしまう状態で、原因はさまざまに考えられていますが、介護疲れやペットロスなどから来る自身への無力感でも起こることがあり、注意が必要です。

無気力状態自体は、もちろんうつ状態でも見られます。甲状腺機能低下症や更年期障害、とくに男性は男性ホルモンの不足によるＬＯＨ症候群（以前は男性更年期障害と呼ばれていました）、慢性疲労症候群などでもあらわれると言いますから、心配な場合は医師の診断が欠かせません。ですが、人間は本来、周囲の環境や自分の状態を知ることで生き延びてきた生き物ですし、前頭葉の重要な機能である「変化に気づく」ということも、周囲や自分への関心があってこそです。

「新しい話題やニュースに関心が向けられなくなった」「最近、仕事に関する情報のキャッチアップができていないな」と思うようになったら、まずは前頭葉の衰えを疑ってみてもいいかもしれません。

前頭葉の機能不全⑥「孤独」

前項とも関わりますが、周囲や自分への関心を失うとどうなるか――「孤独」もまた、前頭葉の機能低下の結果かもしれません。

ＥＱの５大要素に「自己認識」とあったのをご記憶でしょうか。これは「自己の感情や情熱、価値、目標などが他人におよぼす影響の認識」と説明しましたが、あくまで他者が存在した上での自分に対する認識です。あるいは「共感性」であったり、「ソーシャルスキル」といった要素も、他者の存在が欠かせません。

これまで多くの高齢者と向かい合ってきたわたしの実感も、対人関係の処理や共感能力を担っているのは前頭葉なのだろうというものです。相手の立場に立って、相手の気持ちを想像する能力や共感する力ですね。組織の中での自分の役割を考えることや、夫婦間のやりとりにも前頭葉が大きく関わっていると思うのです。

逆に言えば、前頭葉の機能が低下してくれば、これらの機能は失われてゆくでしょう。「自己認識」が歪んでゆき、「共感性」が下がり、「ソーシャルスキル」がなくなってしまえば、待つのは「孤独」です。「孤独」は「自己認識」をさらに歪め、それに伴い「共感性」がさらに得にくくなり、「ソーシャルスキル」を下げてゆく――悪循環です。

２０２２年に発表されたボストン大学の研究では、中年期から続く慢性的な孤独が認知機能の低下を招き、特に記憶や実行機能に対応する脳領域の萎縮と関連していたと報告しています。孤独による刺激の低下が認知症などの脳萎縮につながる可能性があることを示したわけです。

あるいは、これもボストン大学の研究ですが、やはり中年期以降に慢性的な孤独を感じている人は認知症のリスクが2倍になるという報告もあります。

この場合の「孤独感」とは「一人暮らしをしている」といったこととは関わりがないことも報告されています。あくまで「自分は孤独だ」と感じるかどうかがリスクになりうるというわけです。

「孤独」は肥満や1日15本の喫煙以上の健康リスクがあり、寿命にも影響があるとされています。イギリスでは２０１８年に「孤独担当大臣」を置いていますが、その際、「孤独で生じる経済的損失は約4・8兆円に達する」としています。孤独に関する研究は枚挙に暇《いとま》がないほどで、死亡リスクは約1・9倍、認知症は約1・5倍、脳卒中や心臓病は約1・3倍といった数字が上がっており、自殺や犯罪のリスクが高まるという報告もあります。

そもそも人間は社会的動物と言われるように、群れで生きることが前提です。脳もまたそのようにデザインされていると考えるのが自然でしょうし、言葉を操ったり相手を思いやる機能を持つと考えられている前頭葉は、まさにその「人的ネットワーク構築」において中枢の役割を果たしているとも言えます。

その機能が落ちてしまえば「孤独」を自ら招き寄せることになるでしょうし、「孤独」がさらに前頭葉の機能を低下させることは見てきたとおりです。

自分も社会参加が減ってきたな、あるいは「あの人見ないけど最近どうしたんだろう」などと思ったら、気にしてみた方がいいかもしれません。

前頭葉の機能不全⑦「やる気が出ない」

この章で最後に触れるのは「意欲」です。前章ではあまり触れませんでしたが、前頭葉が司る重要な役割とされていて、「感情のコントロール」という機能が人にとってブレーキだとすれば、「意欲」はいわばエンジンのようなもの。「その人らしさ」を形作る源とも言えるでしょう。「意欲」がなければ、言語を操る能力も感情や運動をコントロールする能力も使い道がありません。

ただし、食欲や睡眠欲、性欲といった本能的な欲求は前頭葉よりずっと奥、大脳辺縁系というところで生まれるとされています。大脳辺縁系は大脳の中でも、前頭葉や側頭葉、頭頂葉や後頭葉が属するとされる「新皮質」と較べると系統発生的には古い部分で、魚類でも持っている最も古い部分の原皮質、両生類以上が持つとされる古皮質を含み、新皮質に覆われています。哺乳類が生きるために必要な本能的な行動、食べることであったり睡眠を取ることであったり、子孫を残すための求愛行動や集団行動、喜怒哀楽を感じたりといったことを司っています。

実際のメカニズムはまだまだ研究の途上でわかっていないことも多いのですが、前頭葉が司る「意欲」とは、「目標を達成していい思いをしよう!」とか、「ペナルティを受けないようにがんばろう!」といったものと考えられています。つまり、前頭葉の役割の一つである「計画性」が関わっているものと思われ、また脳の「報酬系」も重要な役割を果たしていると考えられています。

報酬系とは、何かを達成できたと思ったり、誰かに褒められたりしたときに活性化される神経ネットワークのことで、神経伝達物質であり、脳内ホルモンである「ドーパミン」が放出されることで「やる気」や「充実感」が生じるとされています。

このドーパミン、自分にとっていい結果が出ることでも放出されるのですが、最も放出されやすいのは実はその前、わくわく、ドキドキしているときです。大きなプロジェクトが進行しているとき、何かの成功が見えているとき、恋愛が成就しそうなときのわくわく感、ドキドキ感を想像してもらえればと思いますが、ギャンブルなどでもその気分が味わえるため、あまりにこの感覚を求めすぎると依存が生じます。このため「脳内麻薬」などという言い方もあるのですが、人の「やる気」を生む重要な物質であることは間違いないでしょう。

前頭葉にはこのドーパミンの受容体が多く分布することもあり、前頭葉が「意欲」を司ると考えられているのですが、当然のことながら、前頭葉の機能が衰えてくると意欲の減退が引き起こされることがあります。

深刻な場合は「意欲障害」などと診断されますが、脳梗塞を起こした後や認知症、うつ病、統合失調症などによって引き起こされることもありますし、更年期障害の場合もあります。ドーパミン以外にも、精神を安定させる働きがある神経伝達物質セロトニンの合成が滞ることが原因となる場合もありますから一概には言えませんが、前頭葉の衰えが一因となっていることは疑ってみてもよいかもしれません。

第1章でも述べましたが、わたしが今最も懸念しているのはこの点です。人の活動のスタート地点は「意欲」と言ってもいいでしょう。意欲がなければイノベーションも起きなければ変革もない、現状肯定、前例踏襲も当然です。

会社員が40代にもなれば、だいたいその後の出世のコースも見えてくるでしょう。「このままの役職でいいや」「無理して昇進するより定時で帰って家で晩酌できるほうがいい」などと考えるのも無理はないかもしれません。

あるいは若い人でも、未来に希望や展望が持てなくて、ルーティンをこなすことで小さくまとまることを目標にする人もいるかもしれません。

安定志向が悪いわけではありません。ですが、次の章でも述べますが、前頭葉の機能は使わなければ衰えるだけだと考えられています。「人生100年時代」と呼ばれる現代で、やる気を失い、挑戦や変化を遠ざけて現状維持を求める人ばかりが増えたら、日本はどうなってしまうのでしょう。

前頭葉が未発達だった10代の頃の自分を思い出してください。「無限に肉が食べたい」「何日でもゲームをしていたい」「ずっと彼/彼女とデートしていたい」などと欲求には限りがないように思えませんでしたか。わたしたちは年齢を重ねることで前頭葉が成長し、自己抑制を身につけ、感情をコントロールする術《すべ》を身につけました。成熟した社会性を獲得することは、必要なことだったかもしれません。

ですが年を経た現在、その抑制が逆に前頭葉の衰えを招いているとしたら――。

わたしたちはまず、「やる気」を取り戻すことから始めるべきではないでしょうか。そのためには前頭葉を鍛えること。生気に満ちた、活気のある自分と社会を取り戻すために、すべきことを次の章では述べたいと思います。

第3章　前頭葉は鍛えられる——5ヶ条を守って〝脳力〟維持

ヒトの前頭葉が発達した理由

この章でまず最初にお伝えしておきたいのは、前頭葉のそれぞれの機能というのは、「想定外」の事態で最もよく働くということです。実際、人類はさまざまな危機や困難を乗り越えてきたわけですが、そのたびに臨機応変に状況に合わせて思考し、自分の感情や体をコントロールし、生き延びてきた先祖の末裔が現在のわれわれであるわけです。状況がそれまでと違う局面に入った時に別のことを試そうという機能、その新しいパラダイムの中で新しい生き方を模索できる機能とも言い換えられますし、いわば「どんな環境でもふてぶてしく生き延びる」機能です。

脳の大きい動物は他にもいくつもいますが、前頭葉がこれほど大きい動物は他にいません。偶然にも石器を作ることが可能となった猿や猿人はいたそうですが、ホモ・サピエンスのようにはそれを進化させることができなかった。それは試行錯誤をしなかったからだという説が最近言われています。ホモ・サピエンスが石器を「もっと尖らせよう」とか「材質を変えよう」などときっと失敗を繰り返しながら少しずつ改良を続けていったのに対して、他の生物はそれができなかった。異様に発達した前頭葉によって、ありとあらゆるものについて改良を施し、それが人間の生存を可能にしたと言ってもいいのだろうとわたしは思っています。

「これまでのルーティンが通じなくなった」とか「パラダイムが変わった」といったことは現代でもしばしば起こります。これまで通りではうまくいかない事態に直面した時に対応してくれるのが前頭葉ですから、この機能を有効に使わない手はないだろうとわたしは思うのです。

医学常識一つとってみても、例えば昔は「マーガリンの方がバターより体にいい」などと言われていましたが、今ではめっきり聞きません。

今の正解が10年後、20年後も正解である確率などむしろ低いのでしょうし、世の中は変わっていくという前提でものを考えられる人、前頭葉を使いこなせる人が生き延び、長生きするのだろうとわたしは思っているのです。

前頭葉は鍛えられる

では、実際、前頭葉は鍛えることができるのでしょうか。

一般的に、さまざまな原因により萎縮した脳が元に戻ることはないというのが現代医学の認識です。前頭葉も同様です。

ただ、決定的な損傷が見られる脳であっても、失われた神経細胞によるネットワークの代わりに、損傷を免れた別の神経細胞が迂回路を再形成する現象も知られています。

また近年では、脳神経細胞（ニューロン）は年齢に関係なく増え続けることも判明しています。ただし、高齢であっても新しいニューロンを作ることはできるのですが、ニューロン同士のつなぎ目であるシナプスを作る力や酸素を運ぶ能力が衰えていれば、認知力も衰えてしまうと考えられています。

重要なのはおそらく、脳を刺激し、脳内の血流を促進することです。

「脳活」や「脳トレ」と言われるものがあります。事故や病気で脳にダメージを受けた人のリハビリや精神疾患の治療に使われたりもするのですが、ある種の「脳トレ」を高齢者が行っても点数が上がることは知られています。70代、80代の人がやってもです。

特定のトレーニングばかりずっとやっていればそのトレーニングに習熟するのは当然、実は他のテストでは点数が上がらないことも明らかになっているのだから単なる自己満足、という批判があるのは知っています。

ただ、わたしが思うのは、「でも、70代になっても80代になっても点数は確かに上がるんだよな」ということです。子供ほど劇的には上がらないけれど、つまり神経細胞がネットワークを作るスピードは若い頃よりは遅いかもしれませんが、ある機能をトレーニングすれば、かなりの歳になっても上がることは分かっているのです。

新しい経験などによって脳が活性化されると、ニューロンとニューロンのつなぎ目であるシナプスが増えることは知られています。こうした回路が増えれば神経伝達物質の放出量も増え、情報をたくさん伝えられ、受け取れる、つまり脳をより活性化させられるという好循環を生み出せるはずです。一方で、こうした回路も使わなければ失われていくということもお伝えしておいた方がよいでしょう。

そもそも、人間が使っている脳の領域は全体の1割程度に過ぎないと言われ続けてきました。これは「都市伝説」と言う人もいます。ですが少なくとも、前頭葉が多少弱っていても、アパシーなどに陥って日常生活に支障を来すほどではないのであれば、これ以上の前頭葉機能の低下を止めることはできるはずですし、仮に1%でも以前より有効に前頭葉を使いこなすことができれば、人生はより豊かで楽しいものになるだろうとわたしは思っています。変化に流され、新たなパラダイムに翻弄されるか、あたかもそんなものは存在していないかのように無視するよりは、変化を受け止め、新たなパラダイムに挑戦する方が前頭葉には刺激になり、引いては長寿へと導くと考えているからです。

パラダイムの転換に対応できる〝脳力〟を

具体的な鍛え方に入る前に、もう一つ触れておきたいのが、日本人が本来、パラダイム転換に弱いわけではないということです。

戦後すぐに何が起こったかはある程度ご存知でしょう。わたしだってリアルタイムを生きていたわけではありませんが、教科書を黒塗りにされるようなことから新憲法の制定に至るまで、あらゆるところでパラダイム転換が起こっていたわけです。ところがこれに、日本人は見事に対応しました。

これはその時の日本人の平均年齢が若かったことも大きく関係するでしょう。昭和25年の日本人の平均年齢は26・6歳。連載時のサザエさんが23歳でマスオさんが32歳というのは、当時の平均年齢に合わせているのでしょう。

20代半ばの脳はほぼ完成形です。

「若い脳」を持っていた日本人は戦争に負け、昨日までとは正反対と言っていいような価値観の転換を強いられたにもかかわらず、戦後復興を成し遂げたわけですが、サザエさんが40代に見えたり、マスオさんが50代に見えたりするほどに平均年齢が上がった今の日本人の脳はどうでしょう。

これはわたしが属する医学の世界の話になりますが、例えば現代の医療現場では「基準値絶対主義」とでもいうものがはびこっています。

検査で数値が「基準値」を外れていると自動的に服薬を勧めたり、食事制限を課したりするわけです。基準値とは大ざっぱにいえば成人の検査結果の平均値で、患者によって値が意味するところは異なるはずですし、そもそも平均値に収まっていれば健康が保証されるというものでもありません。

ところが「メタボ健診」などというものが導入されれば、日本の医師はやっきになってこの「基準値」を達成しようとします。そもそもメタボ対策というのは欧米発の概念で、アメリカでは心疾患が死因のトップでかなりの部分を占めますから、肥満はよくない、対策しようとなるわけです。ところが日本ではがんで死ぬ人が心筋梗塞で死ぬ人の12倍もいます。食生活だって全然違います。それでもアメリカのデータに従うというのはよいことなのか。わたしなどは疑問を持たざるを得ないのですが、日本の医師は医学部の教授レベルの学者たちですら素直に信じてしまったように見えます。

実際、メタボ対策だとＢＭＩ（体重を身長の2乗で割った値）を肥満の尺度とし、ＷＨＯ（世界保健機関）は「18・5〜25」に収まるようにと指導していますが、２００６年に発表されたアメリカの追跡調査によると、ＢＭＩが25〜29・9の「太り気味」の人が最も長生きで、18・5未満の「やせ型」の人の死亡率は「太り気味」の人の2・5倍でした。

日本でも厚労省の補助金を受けたある研究の結果、40歳の時点で平均余命が最も長かったのはＢＭＩが25以上30未満の「太り気味」の人で、男性が41・6年、女性が48・1年でした。ちなみに、ＢＭＩが18・5未満の「やせ型」の人の平均余命は男性34・5年、女性41・8年で、「太り気味」のほうが7年も長生きすることが示されたのです。

コレステロールはすべて悪なのか

あるいはアメリカの国立衛生研究所の下部組織が行った次の研究は、患者に正常値を強いることの弊害を端的に示しています。

糖尿病患者約1万人を対象に、血糖の状態を示すヘモグロビンＡ1ｃ（赤血球中のヘモグロビンと糖の結合度合いを示し、数値が高いほど糖尿病のリスクが高まるとされる）を、正常値とされた6％未満に抑える「強化療法群」と、基準を7％以上8％未満と緩めに設定した「標準療法群」に分けて調査したのです。3年半に及ぶ観察の結果、「強化療法群」が「標準療法群」より死亡率が高いということがわかりました。

イギリスのカーディフ大学で行われた研究でも、ヘモグロビンA1cが7・7%のとき死亡率が最も低く、それが11・0%になると死亡率は79%高まり、逆に6・4%まで下がっても、死亡率は52%増になることがわかりました。

糖尿病の場合、無理に正常値に収めようとすると低血糖を引き起こし、心不全などの合併症につながることがあります。このため「強化療法」で死亡率が上昇するのではないかと考えられます。

健康診断や医師の指導が不要だとかそういうことが言いたいのではありません。病気になった人に適切な治療を行えば死亡率は下がるでしょう。ただ、闇雲に数値を改善したからといって必ずしも死亡率が下がるわけではない、むしろ盲目的に正常値を追い求める方がリスクがあるということは少なくとも医師であれば知っておいてよいと思うのです。

フィンランド保健局が1974~89年に行った、コレステロール値などが高い40~45歳の男性1200人を対象とした調査研究もあります。4ヶ月ごとの健康診断にもとづいて、数値が高い人には薬を処方し、塩分制限などの健康管理を行う「介入群」600

人と、健康管理に介入しない「放置群」600人に分けて追跡調査を行ったところ、がんによる死亡率ばかりか心血管系の病気の罹患率や死亡率、それに自殺者数にいたるまで、「介入群」のほうが「放置群」より高かったのです。

コレステロールについては混乱している方も多いかもしれません。

コレステロールというのはそもそも細胞膜の主原料で、人間が生きていくためには欠かせないものです。食物から摂取しているのは2割程度、8割は肝臓で作られていると言われています。コレステロールは血液中に溶け込みませんから、これを肝臓から体の各所に運ぶためにLDLコレステロール、回収して肝臓まで運ぶためにHDLコレステロールというものが産生され、前者が「悪玉」、後者が「善玉」と言われていますが、どちらも重要な働きをしていることには変わりはないわけです。

前者は増えすぎると、血管壁に入り込んで動脈硬化の原因になるとされ、そのため循環器の医者から見れば「悪玉」と呼ばれるわけですが、免疫学者に言わせれば、コレステロールは免疫細胞の材料になるからコレステロール値が高い人の方が免疫力が高いということになります。また、コレステロールは脳にセロトニンを運ぶ働きもあるとされ、コレステロール値が高い人の方がうつになりにくいという報告もあります。あるいは老年医学から見ると、コレステロール値が高い人の方が男性ホルモンが多いため、年をとってからも活性が高い、といった研究もありますし、「コレステロール値が多少高い方が病気も少なく、長生きできる」と主張する医学者もいます。

2015年には、コレステロールを「悪玉」視していた厚生労働省も摂取制限を撤廃しました。卵や肉などをいくら食べても大丈夫ということになったわけですが、何が言いたいかと言いますと、このコレステロールに限らず、「こっちにとって悪くても、あっちにとっていいこと」というのはままあることだということです。これは、医学の世界に限ったことではないでしょう。

10年、20年経って医学的常識が変わることなどたくさんあります。世の中は変わる、パラダイムは変わる、という前提で、つまり「前頭葉を常に働かせておく」ことをわたしたちは意識する必要があるのではないでしょうか。

まず「二分割思考」をやめる

第１章でも少し触れましたが、わたしたちの脳、特に前頭葉は楽をしたがります。効率的でスピーディに物事が処理できれば楽ですし、既知の知識を側頭葉から記憶として引っ張り出して目の前の物事が解決できれば自動的にそうしてしまうでしょう。知識のある人ならある人ほどそうしたルーティンワークは得意でしょうし、思考のショートカットが可能であるという意味では確かに便利で使い勝手のいい脳と言えるかもしれません。

ただ、それでは前頭葉は働かない、とわたしは思うのです。

「認知的成熟度」という言葉があります。簡単に説明するとあいまいさに耐える能力、白か黒以外のグレーゾーンを受け入れることができるのが「認知的複雑性が高い」と言われる状態で、そういう人が認知的成熟度の高い人です。

世の中で起きることは、なにごとも白か黒かで判断できるものではない場合がほとんどです。しかし、年をとって前頭葉の機能が衰えたりすると、認知的複雑性が低い考え方をしがちです。白か黒か、と結論を急いでグレーゾーンが認められなくなってしまう。精神医学で言うところの「二分割思考」です。

今なら例えば「プーチン大統領は悪だ」という考え方しかできないのであれば、認知的複雑性が低くなっていると言えるでしょう。確かにウクライナに侵攻した「悪人」と決めつけるのは簡単でしょう。考えずにすみますから前頭葉は楽です。しかし、背後にどんな理由があるのか、経済的必然性なのか、心理的要因なのか、あるいは個人的な信念なのか、調べてもわからないかもしれませんが、さまざまな文献やニュースを自ら調べ、「ああかもしれない」「こうかもしれない」と考えることはできます。「わからない」ことを「わからない」と認めながら、考えることをやめないことが、前頭葉を使うこと、引いては鍛えることにつながるとわたしは思うのです。

白か黒か、全か無か、好きか嫌いか、敵か味方か、と世界を二分してしまう「二分割思考」はいわゆる「認知の歪み」の一種で、深刻な場合、うつ病の原因のひとつともなります。よく真面目な人や完璧主義な人ほどうつ病になりやすいなどと言われますが、当たらずとも遠からずといった面があるのは、ひとつにはそうした人ほど二分割思考に陥りやすいからです。

100点か0点かでものごとを分けたとき、80点でも0点と見なしてしまう思考法ならテストで100点を取る以外に満足を得ることはできなくなるでしょう。ほんの少しの失敗でも認められなければ、他でどんなに成功したとしてもつらいばかりでしょう。それがうつにつながるのです。

まずは二分割思考をやめること。

安易に白か黒かの結論づけをせず、グレーゾーンを作って認知的複雑性を高めることです。前頭葉に楽をさせず、稼働させておくことを意識してみてください。

実験をしてみる

二分割思考をやめてみると、どんな刺激を前頭葉に与えることができるでしょう。

前章で取り上げた「ワンパターン」からの脱却が可能かもしれません。行きつけの店にしか行かなくなったり、同じ著者の本しか読まなくなったり、パターン通りに日々の料理を作ったりしていませんか。

いつもは朝日新聞を読んでいる人が、あえて『正論』を読んでみてはどうでしょう。なにも共感する必要はなく、怒りを覚えたり反論を考えるだけでいいのです。テレビでウクライナ情勢についてのニュースを見たら、ロシアの立場に立って考えてみる。わかりやすい解説を聞いてうなずいているのではなく、頭に留めておいてネットで反証になる情報を探してみる。いつもと違った情報に触れたり、反論を考えてみたりすることが、前頭葉にとっていいのです。

わたしは新しいラーメン屋の開拓を趣味としているのですが、「ラーメンは体によくない！」と言い張る人もよくいます。わたしとしては物事を相対化して考えられない人が多いのだなと思うのですが、歳によっても、嗜好によっても、あるいはその人の血圧によっても、ラーメンの意味合いは違うであろうに、そのことに考えが及ばないのだろうかと思うのです。「答」は常に一定不変なのかどうか？　疑ってみることは前頭葉のためにも大事ではないでしょうか。

例えば、わたしは吸わないのですが、「タバコはいかん！」という風潮がありますよね。ところが、わたしが以前勤めていた病院は亡くなるまで生活できる老人ホームを併設しているのですが、高齢者のその後の生存率にどのぐらいタバコが影響するのかを調べるため、そのホームに入っている65歳から69歳の方々で吸っている人と吸っていない人を比べて生存曲線の追跡調査をやったところ、全く差がなかった。

少なくともそのホームではということかもしれませんが、その調査を行った医師の論文に書かれた考察は、「タバコは確かに体に悪いのだろうが、タバコで亡くなる人はホームに入るまでに亡くなるのだろう」という結論でした。なるほどです。そりゃホームに入るまでタバコを吸ってご無事な方ではその後に有意な差がでないのかもしれません。世の中、試してみないと分からない事がいっぱいあるということです。

安易に結論に飛びつかなければ、思考にグラデーションが生まれます。世の中、色んな考え方があるなあという風に思えると、視野も広がりますし、人を見て敵か味方か、いいやつか悪いやつかなどと考えて不安に陥ることもなくなります。ガイドブックの評価を見ないとお店が選べなかったり、ブランドに頼ったりということもなくなるでしょう。

人が言うことを素直に信じるより、試してみないと分からないと思えるかどうか、ではないでしょうか。

つまり重要なのは試してみること、実験してみることです。

世の中は確率論がいたるところで幅を利《き》かせています。さきほどのタバコの話ではありませんが、恐らくタバコの害は個人差があり、タバコを吸い続けて100歳になっても元気な人はいるわけです。ということは、確率論としてはタバコが悪くても、個人差としてはその人の体に合っているとか、ストレスを取り除く効果があるのかもしれない。確率論に従っていたら、その人はむしろタバコをやめて得られるメリットよりもストレスの害の方が過大で早く亡くなっていたかもしれないわけですよね。

子供は褒めた方がいいのか叱った方がいいのかという議論もよくなされます。教育心理学者などがさまざまな実験を行いますが、例えばある実験では褒めた方が成績が伸びたとします。

褒めて伸びた子が7割、叱った方が伸びた子が3割いたとすれば、実験としては褒めた方がいいという結論になります。ところが自分の子供に当てはめた時、いくら褒めても全然勉強しない、やけくそになって叱ったら、本人がこのままじゃまずいと思って必死に勉強し始める……ということだってあるわけです。

つまり、確率は確率で、自分にとっての現実がどちらに転ぶかはわれわれは知る由もないわけです。試してみなくてはわからない。前頭葉が働くのはまさにそういうときではないでしょうか。

生き方も実験的に

実験というのは、成功だけを目標としていません。もちろん目標はある目的に達することなのですが、失敗するのも重要な成果です。あ、この素材ではダメだったか、というのも重要な知見なわけです。でも素材に熱を加える時間を変えたら？　加える熱の温度を変えたら？　形状が問題だったか？　そうやって実験を組み直していくことで、ある目的に達する方法を探るわけですが、ではその目的に達したからと言って実験は終わりでしょうか。その目的に達する他の方法があるかもしれません。山に登るルートがいくつもあるように、その目的に達するには別のやり方もあるかもしれないのです。ある意味では無限に脳を使い続けるのが実験と言えるかもしれません。

例えばわたしはラーメンが好きで週に４、５回ラーメン屋に行くと言うと「そんなに行くんですか」と驚かれるのですが、はい、行っております。それはともかく、週に４、

5回ラーメン屋に行くうち3回ぐらいは知らない店に行くようにしています。行ったことのない店に行って美味しいかまずいか試してみて、まずかったら「実験は失敗だった」と思えばいいと思っているのですね。「0勝5敗だった」とか「3勝2敗だった」とか脳内で星取り表をつけるだけでも充分刺激になる。

前頭葉は「新たな発見」を求めています。これから高齢者が増えていく中で、どうやって老後を過ごすのかということをよく聞かれたりしますが、そういう時は「生きることを実験だと思えばいい」と申し上げることにしていて、生きることが実験だと思えれば、失敗はさほど怖れる必要がありません。上手くいかなければまた別な実験をすればいいという考え方ができるでしょう。

ある店で醬油ラーメンはダメでも、塩ラーメンはいけるかもしれません。トッピングを変えてみてもいいかもしれない。食べたことのないメニューに当たりがあるかもしれませんし、「挑戦」というにはあまりにささやかかもしれませんが、それでも前頭葉を働かせることは出来る。少なくとも退屈はしなくてすむのではないでしょうか。

ここではっきりと申し上げておきますが、脳にとって「退屈は敵」です。

刺激がない状態に置かれた脳は衰えていきます。使われなくなった脳内のネットワークは失われてしまいます。刺激の反対語こそ「退屈」ではないでしょうか。

ギャンブルは前頭葉機能が落ちた中高年や初老のあたりで始めると依存症になるリスクが高いので、毎日やれてしまうネットカジノやパチンコはお勧めしません。が、ドーパミンを得やすいという意味では刺激になりますから、週２日程度しか開催しない中央競馬や、面子《メンツ》を集めてやる麻雀などは脳の活性化という面でよいと思うのです。あるいは少額投資なども前頭葉を鍛えるにはいいでしょう。

どんな趣味でもそうですが、「病膏肓に入る」とか「身上を潰す」といった状態にならずにすむ範囲であれば、わたしはギャンブルだって「実験的生き方」としてよいのではないかと思っています。

今から20年ほど前、当時ユニクロ会長だった柳井正さんが『一勝九敗』という本を著してベストセラーとなったことがありましたが、「損をしても潰れない」「次の実験ができる程度に実験をする」というスタンスであれば勝率より大きな勝ちを目指してよいと思うのです。

前頭葉のためなら「年甲斐もなく」

前頭葉を刺激する意欲はなんでも構わないと思うのです。「異性にモテたい！」というのも立派な意欲です。モテるために服を新調したり、話術を磨いたり、綿密にデートプランを考えたり、そのたびごとに前頭葉はフルに活動するでしょう。

「今さらモテるとかモテないとかどうでもいい」と言う人もいるでしょうが、だったら別に熱意を傾けられる対象を探せばいいだけです。わたしが思うのは、人間の欲求の中で食べることであったり求愛することだったり集団に属することは根源的なもので、「年甲斐もなく」などとして一概に否定すべきではないと思うのです。

そういうことが刺激になる、そういう意欲が持てる人はそうすればいい、というだけの話です。もちろん不倫を推奨したり、キャバクラ嬢やホストに入れあげて散財することを勧めているわけではありません。ただ、「モテたい」「好かれたい」という本能的な欲望を否定して、「大人げない」「くだらない」と意欲に蓋をすることの方が、むしろ前頭葉の老化を早めてしまうのではないかと思うのです。だったらいっそ、「これも前頭葉のためだ」くらいに割り切って、高齢者になってもボーイフレンドやガールフレンドとデートをして、周囲から「年甲斐もなく」と顰蹙を買うくらいでちょうどいいのではないかと思うのです。

わたしのラーメン屋巡りだって相当に「年甲斐もない」行動だろうと思います。わたしは現在、62歳です。医師ですから、ラーメンで摂取するカロリーやコレステロールだってバカにならないと知っています。それでも、新しい店を探し、選び、知らない道を歩く刺激や、後述しますが、それに伴う運動量が得られることと動脈硬化を天秤に掛けると、ラーメン屋巡りをやめようとは思わないのです。

初めての土地に旅行に行くのもよいでしょう。新しいスポーツを始めるのでもいいでしょう。現役の時だったら並ばなかったような店にリタイア後だから並んでみるのでも、これまで読まなかったプルーストに挑戦するのでも、中国語を始めるのでもなんでもいいと思います。

なるべく初体験をし、トライアンドエラーをしてみるというのが前頭葉のためにはよいというのがわたしの考えです。

わたしは人生の先達として、解剖学者の養老孟司先生を理想だなと思っています。お目にかかるたびに思うのですが、85歳の今も知的好奇心に溢れ、発信力を保ち、昆虫のためなら海外にも足を向ける。そう、「年甲斐もなく」ゾウムシ研究に熱中しておられるのです。

おそらく、日々がご自身のやりたいことで満たされていて、暇だと思う時間などないのではないかと思います。どこに行って何を調べて、何時にどこに行けばどんな昆虫がいて、などとシミュレーションするだけでも忙しくされているのではないか。そしてそれは、きっと楽しいことで、わくわくすることではないかと想像するのです。

これからの時代の年のとり方を考えたとき、前頭葉を使った方がボケずにすむとかそういうことを超越して、おそらく前頭葉を使った方が人は楽しいのだ、と養老先生を見ていると思わされるのです。

人生がつまらないのは前頭葉を使っていないから。人生が楽しいのは前頭葉を使っているから。極めてシンプルですが、これが真実なのではないかなと思うのです。

運動は欠かせない

前頭葉を鍛えるためには「刺激」が必要だという話をしてきましたが、これはもちろん、刺激が脳を活性化する、脳の血流を増大させるからです。脳の血流が増えることで脳が賦活化、意欲が増し、そのことがさらに刺激を求める……という好循環を生み出せばしめたものです。

血流を増やすための方法としては、このほか他者とのコミュニケーションや手を使う知的活動、そしてもちろん運動があります。

他者とのコミュニケーションについては、改めて説明しておきますと、脳の多くの部位を使わないと会話など成立しないのです。例えば「会話する」という行為ひとつとっても、前頭葉の中でも「運動野」が働かなければ発話できませんし、聞くには側頭葉の「聴覚野」が、相手の表情を見極めるにはまず後頭葉の「視覚野」が、相手の言葉を理解するには「感覚性言語野」が働かなければなりませんし、返事をするにはそれらの情報を判断する「前頭連合野」が働かなければなりません。脳が働くためには血液が必要ですから、脳の血流が増大するわけです。

残り2つにも触れておきましょう。

まず、なぜ手を使う知的活動が脳の血流を増やすかですが、もちろん、考えながら本を読むことでも、映画を見ることでも脳の血流は増大します。しかし、手を使うとさらに血流が増大するのは、前頭葉の「一次運動野」や頭頂葉の「体性感覚野」においては手や舌、唇といった部位に対応する神経細胞が割合として非常に大きいのです。このため、手や舌、唇を使うことは脳を動かすことに直結しているとも言え、実際、手を動かすと、動かさないときに較べて10%、脳の血流が上がるという報告もあります。このとき重要なのは親指を動かすことだそうで、親指を使うような楽器演奏や手芸、陶芸などが効果があるとされています。料理などもよいでしょうね。

運動については、「運動すりゃ血流が増えるのは当然だろう」と思われるかもしれませんし、実際、運動が認知症予防に効果があるとする研究は無数と言ってよいほどあります。WHOが2019年に出した「認知機能低下および認知症のリスク低減のためのガイドライン」では「身体活動」が筆頭に挙げられています。

参考までに申し上げれば、脳の萎縮を防ぐために厚生労働省が推奨しているのは「男性は1日6700歩歩くこと」です。これなら定年後に時間ができた人なら簡単そうではないでしょうか。ただ、厚労省の調査では女性の場合、歩数では有意な差が出なかったのですが、1日の総エネルギー消費量が最も多いグループと最も少ないグループでは「脳萎縮の悪化のしやすさ」に10倍もの開きが出ました。総エネルギー消費量とは、運動で使うエネルギー量に基礎代謝量、食事によるカロリー消費量を足したもので、当然、より多く運動した人の方が「悪化しにくい」という結果となりました。運動しても、食べ過ぎてはダメということのようで、女性の場合、筋肉量を増やすことを厚労省は推奨しています。

どのくらいの運動が適正かはまだ定まっていないのが現状ですが、フィンランドの研究では、汗をかく程度の運動を週2回以上、1回につき20〜30分行うことで20年後のアルツハイマー型認知症のリスクがおよそ3分の1に減少したとされています。国立長寿医療研究センターの研究では、後期高齢者でも1日90分、週2回の運動プログラムを6ヶ月行ったところ、認知機能と記憶力が改善し、脳の萎縮も抑えられたとしています。認知症予防に限らなければ、アメリカの「運動ガイドライン」は週150分程度の中等強度の有酸素運動を、『スマホ脳』のアンデシュ・ハンセン氏は週3回、最低30分の「息が上がるくらいの」運動を推奨しています。

正直、わたしなどはひねくれていますのでこうした基準は「個人差があるだろう」とも思っているのですが、前頭葉の維持のために運動が有用であることを否定するつもりもありません。

ラーメンを食べ続けるためにも、そこまで歩くくらいの運動は欠かせないと思っています。

人とつながる

前項で、他者とのコミュニケーションは脳の血流を増やすことを説明しました。他者との関係性の構築は、EQの5大要素を思い出してもらえればおわかりいただけると思いますが、前頭葉がもっとも活動する場面です。また、第2章では「孤独」のリスクも述べたかと思います。積極的に他者と上手に関わることが前頭葉を衰えさせないためにも重要だとわたしは考えます。

2020年に医学誌『ランセット』が発表した「12の認知症発症リスク」によると、3番目に「老年期の社会的な交流の不足」が挙げられています。これは、「認知症の発症を40％予防できるか、遅らせることを期待できるリスク」のリストで（残り60％は不明）、つまり、「老年期の社会的な交流の不足」などさまざまな発症リスクを解消できれば、40％は予防できるか、遅らせることが「期待できる」というわけです。

2017年に発表された国立長寿医療研究センターの研究では、要介護者ではない65歳以上の約1万4000人を9年以上にわたって追跡調査し、8つの社会関係について認知症発症リスクがどのくらいあるか報告しています。8つの社会関係とはざっと説明すると「就労しているか」「地域のグループに参加しているか」「配偶者はいるか」「同居家族の支援があるか」「友人や隣人との交流はあるか」「友人や知人の支援があるか」「別居している子どもや親戚の支援があるか」「別居している子どもや親戚との交流はあるか」というもので、前半5つの項目に該当する人は認知症になるリスクが低いという結果でした。また、該当する項目が0か1の人に比べると、5項目を満たす人は認知症リスクが46％低いという結果でした。

これは認知症に関するデータではありますが、認知機能の低下とは、初期の頃は前頭葉機能の低下にほかなりません。

第1章でも取り上げましたが、久しぶりに会った人の名前が思い出せない、といったよく経験するような記憶障害の多くは「想起障害」です。なぜ想起障害が起きるかというと、人間の脳は上書きされればされるほど昔の記憶が引き出しにくくなるからですが、「インプット」ばかりするのではなく、「アウトプット」する経路を作ってやれば想起はしやすくなります。逆に、アウトプットの機会が少ないと、記憶を「想起」しにくくなります。

例えば、退職して会社に通わなくなった場合を考えてみてもらえればわかりやすいかもしれません。会社の同僚や上司だった人に対して会話する機会も減る、つまりアウトプットの機会が減れば、同僚や上司だった人の名前も出て来にくくなるわけです。小学校の同級生や中学時代の恩師の名前なども同じことです。

逆に言えば、アウトプットの機会を増やせば記憶の回路は活性化されます。そのためにもアウトプットする相手が必要ですし、その関係性を保つこと、人とのつながりが大事になってくるのです。

内閣府の２０１８年版高齢社会白書によると、55歳以上を対象とした調査で家族や友人との会話の頻度が「ほとんど毎日」の人の主観的な健康状態は、「良い」が90・１％だったのに対して「ほとんどしない」人では１・１％と大きな開きが出ています。「主観的な健康状態」ですから、必ずしも実際の健康状態とは一致しないでしょうが、会話がないと「どうも調子が悪いな……」という意識に陥りがちであることは心に留めておいていいのではないかと思います。ぎくりとしたあなた。夫婦関係や家族関係、友人関係を改善することは、いつ始めても遅くないとわたしは思います。

インプットからアウトプットへ

前項で説明したように、実は「アウトプット」こそが前頭葉の活性化には大事です。地域のグループに参加してもいいでしょう。夫婦仲をよくする努力をしてもいい。考えたことをＳＮＳに投稿して仲間を募るのもいいでしょう。年をとったら、「聞く力」より「発信する力」をどう伸ばすかが重要だとわたしは思っています。

ざっくりと人間を2種類に分けたとき、「前頭葉型人間」と「側頭葉型人間」がいるとすれば、人の話をきちんと聞いて覚えるのが側頭葉型人間、どんどん喋る発信型の前頭葉型人間は日本では「お行儀が悪い」という扱いを受けかねず、「前頭葉型人間」を目指すなんてとためらわれるかもしれません。

しかし、そこで試されるのがEQで言うところの「自己認識」「自己抑制」「共感性」「ソーシャルスキル」なわけです。自分の行うことが相手にどんな影響を及ぼすかわかっているか？　発信すべきでないことを抑制できるか？　受け取る側の気持ちが想像できているか？　的確な言葉で発信できるか？　これほど前頭葉を駆使する作業があるでしょうか。

その際、ただ側頭葉から記憶を引っ張り出すだけの「再現型」でなく、インプットしたことをその場に適した形に手を加える「加工型」であることが大事だとわたしは思います。

行動経済学の本を読んだら、人間というのは差に反応をするのだとわかります。「富の総量より差の方が人間の幸福を決める」、つまり1億円を持っている人でも1000

円損しただけで不幸だと思うし、１万円持っている人が１００円儲ければ幸せになれる。

そういう話を知ると、どう応用しようかを考えるわけです。昔お金持ちだった人がそこそこいい老人ホームに入れても、昔と比べて「落ちている」と思えば不幸に感じるだろうし、逆に不遇だった人にしてみれば、もっとレベルの低い老人ホームのごはんでもおいしく感じたり、スタッフをすごく親切に感じたりするのかもしれない。などと応用するわけです。

つまり、インプットしたものを受け売りでアウトプットするのではなくどう加工するかが前頭葉を働かせられるかどうかの差だと思うのです。

アウトプットするためには、インプットがなければなりませんから、インプットが不要だとは言いません。落語家だって棋士だって膨大なインプットがあってアウトプットがあるわけですから。クイズ番組やペーパーテストと違って、「正解」があるわけではないところに向かって挑戦する気構えが必要なのだろうと思います。

アウトプットの前段階

年をとってから行く旅行が楽しいのはなぜか、考えたことがあるでしょうか。

わたしたちは自然と知識を蓄えて生きています。さまざまな情報にさらされ、取捨選択し、記憶として保存しています。

だから、例えば旅先でメタセコイアの木を見た時に、知識として知っている人は「これがメタセコイアか」と感動するけれど、知らない人は感動しない。「へええ」くらいのものです。脳にはレファレンス能力と呼べる能力が備わっていて、比較対照したり同定することで喜びを感じるようになっているのだとわたしは思います。頭にインプットされたものと知覚した情報が何らかの形で一致すると、そこが面白いわけです。だから、人生経験を重ねると、若い頃より脳内に蓄積された知識や記憶の量が豊富で、そのため現実と照応させる喜びも増すのでしょう。だからこそ、「初めて」のことをやっても喜びが得られるのでしょうし、逆に蓄積のない人は旅行に行っても楽しめないのではないでしょうか。

そもそもその喜びは子供にだってあるはずです。小学校5年生のわが子を東北旅行に連れて行った時に最上川にさしかかったのですね。すると子供は小学校の社会科で習ったのでしょう、「あ、これが最上川なんだ！」と喜んでいて、学習というのはこうやって深まるものかと思ったものでした。インプットしたものが実際に「使える！」と思うと脳は喜び、「もっと学ぼう」と活性化するのでしょう。

本章では「アウトプットが大事」と説いてきましたが、それもインプットがあってこそ。

城崎温泉に行った時にさまざまな温泉の知識があれば、草津や有馬と泉質がどう違うのか、あるいは地形がどうであるのか、観点はさまざまであっても観察し、実際に現地で確かめることで、より温泉を楽しめると思うのですね。鉄道でもお城でも昆虫でもラーメンでも、マニアやおたくが存在するのは脳の喜びがあるからでしょうし、知識って無駄じゃない、というのはそこだと思うのです。

旅行前に一生懸命、旅行先の勉強をする人がいます。そういう人を「一夜漬け」などとバカにする人もいますが、おそらく知らずに行くより知ってから行った方が感動できるはずです。だとしたら、どちらの方がバカなのか。

それは、サッカーのワールドカップであろうが人気連続ドラマであろうが、「にわか」であっても知識があった方が楽しめるに決まっています。

楽しむことができればアウトプットまではすぐそこです。自分なりの発見や楽しみは共有したくならないでしょうか。どうやって伝えれば、自分の発見や楽しみをわかってもらえるか――と脳を動かす。つまり、それが「再現型」と「加工型」の分かれ目だとわたしは思います。

ツケが回るのは高齢期

老年医学に長年携わった身から見ていると、「ツケが回るのは高齢期」だと思います。前頭葉に楽をさせている限り、脳の老化は進む一方ですし、自身の進歩もなければ喜びも減る一方でしょう。ずいぶんと、生きていること自体がつまらなそうな人を見てきました。考えてみれば分かると思いますが、生きる喜びは自ら増やそうとしなければ減る一方です。喜びが減れば人生がつまらなく感じるのも当然でしょう。

意欲が落ちれば動かなくなります。高齢になればなるほど、歩かなければ歩けなくなりますし、頭を使わなければ賢かった人でも見る影もなくなっていく。それどころか、気位だけが高くて嫌われるばかりの人になっていくのを何人も見てきました。

その一方で、いくつになっても若々しく、頭脳明晰で、話も愉快で活動的な高齢者もいます。

その差は何かと考えたら、結局若い頃から前頭葉を使っているか使っていないかの差なのではないかと個人的には思うのです。使う人と使わない人の差は年齢とともにどんどん大きくなっていくようにさえ思います。ですから、少なくとも、この本の読者の方々には、40代50代からでも、60代からでも70代からでも、使えるものは使って生き生きと生きてほしいと思うのです。

今の日本社会には、若年層中年層高齢層を問わず、残念ながら無力感ばかりを感じます。熱やエネルギーというものを感じることが本当に少なくなりました。少子化だ高齢化だと言いますが、わたしはいくらでも解決策があると思っています。

このままではむしろ、前頭葉を使って生き生きと発信している人の方が異端視されかねない。そんな危機感さえわたしは抱いています。

それにはまず一人一人から前頭葉の使い方を考えていただき、ひいては日本全体が元気になればと願っているのです。

前頭葉を鍛える5ヶ条

ここで本章のまとめを記しておきましょう。前頭葉を鍛えるための5ヶ条です。

1．「二分割思考」をやめる

他人の意見に流されず、自ら調べて自分の頭で考えて、答を一つに決めつけない。

世の中や「正解」というのは変わっていくものですし、いったん賢くなったらずっと賢いわけではありません。思考にグレーゾーンを設けることを心がけたいものです。

2. 実験する

「二分割思考」から解放されたのですから、「答」を得て満足せず、ルーティンを避けてさまざまな「初体験」を求めて実験してみましょう。対象はなんでもいいのです。必要なのはフットワークの軽さです。

3. 運動する

やはり、身体活動抜きに脳の血流だけを活発にするには限界があります。昆虫採りでもラーメン屋めぐりでもよいですから、体を動かすことは前頭葉の活性化のためにも心がけた方がよいでしょう。

4. 人とつながる

孤独は脳の老化を促進しますし、人を思いやる感情は前頭葉の重要な役割です。人とのつながりはソーシャルスキルも育みますし、何より、他人ほど予想のつかない存在はありません。前頭葉が最も働く瞬間を大事にしましょう。

5．アウトプットを心がける

インプットももちろん大事ですが、インプットしたものをただ「再生」するのではなく、「加工」してアウトプットすることが大事です。「人とつながる」ためにも、前頭葉をフルに使ってアウトプットすることを心がけてみてください。

年代別の対策は本書の最後で触れることにします。

第4章　前頭葉機能不全社会の処方箋――受験評論家としての視点から

　ここまで読んできて、自分はあまり前頭葉を使ってこなかったのではないか――と危機感を持たれた方がいたら、その方はむしろ前頭葉を使っているのだと思います。

　EQの5大要素で真っ先に挙がっているものがなんであったかご記憶でしょうか。「自己認識」です。自分の感情や、価値、目標などを自ら参照して認識すると同時に、それらが他者におよぼす影響を認識できるかどうかが、前頭葉が機能しているかどうかの分かれ目なわけです。

　ところが前頭葉機能が衰えてきた場合、この自己認識がうまく働かず、自分ではうまくやれている、と思っていても他人からはそう見えなかったり、他人からのフィードバックをうまく受け止められなかったりします。

前頭葉の話からは少し逸れますが、ＥＱの高い人には次のような特徴があるそうです。「素直さ・粘り強さがある」「ストレス耐性が高い」「柔軟性が高い」「謝罪ができる」「人の話を聞く能力が高い」「他人に共感できる」。

これが対人能力が高く、ビジネスにおいてリーダーシップを発揮できる人の傾向であるらしいのです。頷けなくもないですが、わたしなどはひねくれていますので、「素直じゃダメなんじゃない？　自分で考えようよ」などとも思ってしまいます。とはいえ、人間、ある種の素直さが必要であるというのも認めるところではあります。「自ら考えること」と「素直であること」は両立不可能ではありませんから。

ともあれ、「自己認識」には他者からのフィードバックが不可欠であり、それが可能であるということは前頭葉が働いているといってよいのではないでしょうか。

むしろ問題は、そうは思えない人です。

現在の日本を見ていると、「閉塞感」や「生きづらさ」といった言葉に溢れているように思います。「前例踏襲」「出る杭は打たれる」「事なかれ」なども同様の文脈の中でよく使われている言葉のように思います。そして、30年もの長きにわたる不況――。

これはいったいなぜなのでしょう。

スキーマ

認知心理学に「スキーマ」という語があります。何か出来事があった時、瞬間的に浮かぶ考えやイメージに囚われて自分を苦しめるような思考パターンを「自動思考」と言いますが、この自動思考の元になっている考え方のクセのようなものを「スキーマ」と言います。「自動思考」も「スキーマ」もそれまでの経験や環境の中で知らず知らず身につけているもので、ざっくりと言えば「脚が4本あってワンと鳴く生き物は犬だよな」というのがスキーマだとすると、「ワン」という声でこの犬は俺にかみつくに違いないと勝手に思い込むのが自動思考ということになります。

日常生活でもそんなスキーマに囚われた言葉を聞くことはないでしょうか。「営業は足で稼ぐものだ」とか「血液型がA型の人は真面目だ」とか「東大出はつまらない」とか。そうした「ある種の決めつけ」をしてしまうと、その後、悩まなくて済みますから楽と言えば楽です。

ところがこのスキーマが強すぎるとどうなるか。例えば椅子だけあってテーブルのない部屋に閉じ込められて、トレーに載った食事を与えられたとします。「テーブルがほしいな」と思ったら椅子をテーブル代わりにすればいいわけですが、「椅子は座るもの」というスキーマが強すぎるとそれができません。椅子は椅子、テーブルはテーブル、と固定化された観念から自由になれない。固定化された「正解」以外、可能性がなくなるわけです。

精神科医として老年医学に長年携わってきた身からすると、今の日本の現状にはこうした「スキーマ」がはびこっているように見え、不安を覚えざるを得ません。ロシアは悪い、コロナは怖い、高齢者の運転は危ない、少子高齢化社会だから日本は詰んでいる……エトセトラエトセトラ。一面確かに真実でしょう。ですが、それ以外の可能性はないのか？　決めつけることで事態は改善するのか？　われわれ日本人が望んでいるのはなんなのか？　といった視点が欠けているように思うのです。

そんな風潮がわたしには、前頭葉が機能していない社会であるように見えるのです。

第１章で述べたように、日本人の平均年齢は今、47・6歳です。２０２２年に国連が発表した各国の年齢中央値では日本は48・7歳と世界第2位です。

1位のモナコが54・5歳と突出して高い理由はわかりませんが、3位のイタリアが47・3歳、ポルトガル45・4歳、ギリシャ45・1歳。日本は西欧諸国と大差ないではないかと言われそうですが、年齢中央値が45歳を超えているのはこれにサンマリノを加えた6ヶ国しかありません。ちなみにドイツは44・8歳、スペインが44・3歳とどこも高齢化が進んでいるなあという印象ですが、フランスは日本と較べてみればぐっと下がって41・8歳、イギリスは39・8歳、アメリカとなると37・9歳と30代後半です。今やGDP世界2位の中国は38・5歳、BRICsと呼ばれた往時の経済新興国を中国を除いて見てみると、ロシアは39・0歳ですが、ブラジルは33・2歳と30代前半、インドは27・9歳と30歳を割り込みます。今元気なアジア諸国はシンガポールが42・3歳と40代ですが、ベトナムやマレーシアが32・4歳、30・3歳と30代で、インドネシア、ミャンマー、フィリピンとなると29・6歳、29・3歳、24・7歳と20代です。

あえてキャラクター化してしまえば、日本が入社25年でとうに出世も諦めた大ベテランなら、フランスやイギリスは40歳前後の働き盛り、アメリカや中国は日本の10年後輩でまだまだ上をうかがう意欲がギラギラ、インドやインドネシアとなるとまだ結婚前で遊びも仕事も楽しくて仕方がない……という感じでしょうか。

何度も述べていますが、40代に入れば前頭葉は衰え始めます。画像診断では萎縮が見えるようになります。

国民の6割以上が40代以上なら、活気がなくなっても当然かもしれません。

なぜ高齢者は声を上げないのか

それはさておき、わたしが言いたいのは、もはや日本は年寄りばかりで人口減少する一方だからダメだ、とか、若い人が少ないのだから消費が減って市場が小さくなるのも当然だ、などということではありません。

むしろ逆です。

高齢者が増えたら高齢者が増えたことに適応することができるのが人間らしさなのではないか？　ということです。そして、知恵を絞ればもっとわれわれは適応する方法が考えられるであろうになぜそれができないのか？　それは、その適応のためにもっとも大事な前頭葉が機能していないからではないか？　ということなのです。

こんなものはあくまでわたしの仮説です。だから間違っているのかもしれません。ですが、今や日本の高齢者人口は日本全体の約３割です。

その人たちが「シルバー民主主義」などと揶揄されながら声も上げず、反論もせず、それはむしろ日本の停滞を招いているのではないかと思うのです。保育園の待機児童数は減り続けているのに、特別養護老人ホームの入居待ちは増え続けているなどというのは、なぜなのだろうと思うのです。介護要員として50代の働き盛りを直撃する問題であるにもかかわらず。

個人個人をとってみると、確かに今の高齢者の中には奥さんに威張ったり、未だに俺は元部長だみたいな自慢をしてみたり、それで夫婦関係をダメにしたりということも起こっています。これも前頭葉がうまく働いていないからなのではとわたしは思うのですが、上手に社会に適応できないお年寄りが多すぎるのではないかとも思うのです。

例えばＩＴなるものが出てきて高齢者は邪魔者扱いされたわけです。スマホが使えないだとかパソコンが使えないだとか、そうした高齢者はいわばのけものにされてしまった。そこでも黙っていたけれど、今度はＡＩが出て来た。ＡＩとＩＴの何が違うかというと、ＩＴは道具ですから使う側がやり方を覚えなくちゃいけない。ところがＡＩは使う側に必要なのはニーズだけで、例えばＡＩ搭載車に乗って「どこそこ行ってくれ」と言えば連れていってくれる。何かを探してくれと言ったら探してくれる。そういうものなわけで、ドラえもんとのび太で言えば、ＡＩがドラえもんで高齢者がのび太になるわけです。のび太はアホな中身でもなんでもいいから命令すればいいだけで、あとはＡＩが叶えてくれるのです。ところが人口の約３割を占める高齢者たちにこの恩恵が向かない。

アウトプットする力が弱いために、高齢者が自分たちの権利を主張できていないのではないかとわたしは思うのです。高齢者が多い社会なのだから高齢者がもっと厚かましく要求してくれて、高齢者向けの新商品がどんどん開発されたり、高齢者向けに歩道橋にはエレベーターが標準装備というようなバリアフリー社会を目指すとか、そんなことがあってもいいと思うのです。もしそうなったら、外国の見本にだってなれるでしょう。でもそうはならない。

そうした日本社会の変わらなさを、わたしは医者の立場からも痛感しています。例えばわたしが日本の高齢者医療はもう臓器別診療はやめて総合診療にしましょうと書いたのは96年の『老人を殺すな！』という本でしたが、25年余り経って老人に対する医療のあり方なんてからっきし変わっていない。

何でこの国って変わらないんだろう、という疑問を持っている人は多いであろうに、この変わらないことへの危機感のなさはどういうことかとも思うのです。

教育制度の問題

わたしはこの30年におよぶ日本の低迷は日本人の前頭葉の衰え、あるいはあまりに前頭葉を使わずにきてしまったことに遠因があるのではないかと思うのです。しかし、アウトプットをせず、みんなで沈めば怖くない……とばかりに沈黙を守るメンタリティは、日本人特有のものなのでしょうか。

わたしは違うと思っています。確かに日本は鎖国していた時期も長いですし、おかげで日本人は「和をもって貴しとなす」という美徳を得る一方で、外部に対して発信したり、自分の意見を強く主張することを控える傾向が強くなったかもしれません。

　しかし、明治維新にせよ太平洋戦争の敗戦にせよ、大きなパラダイム転換が起こった時期にわれわれの先祖たちは盛んに議論を重ね、結果、後世から見ても見事な復活を成し遂げたわけです。全共闘世代くらいまでは意見を戦わせることにためらいがなかったように思えます。

　そもそもから言えば、日本人は知的好奇心が旺盛なのでしょう。よく「江戸時代末期の日本人の識字率は同時代で世界トップクラスだった」と言われますが、確かに義務教育もない時代に農民も含めて多くの人が読み書きできたというのは驚きです。その上、なんの強制力もないというのに、貧しい庶民の子でも寺子屋に通って勉強していたのです。

　寺子屋でいい成績を取ったからといって農民や町人の子が武士階級に登用されるわけでもないでしょうに、これは世界史的にみても非常に珍しい現象だと思います。日本独自の数学である和算は武士階級から町人、農民まで娯楽として楽しんでいたといいますし、日本人はこうしたことをもっと誇りに思ってもいいように思います。

では今の日本人は、と考えると、わたしはどうしても、自由闊達に知的好奇心を満足させているというよりは、自縄自縛に陥っているのではないか、そこには日本特有の教育制度の問題があるのではないかと思えてならないのです。

それはわたしが灘中学から灘高校、東大を経て精神科医となった経歴や、長年、受験という面から教育に携わってきたからということが大きいかもしれません。ご存知かどうか、わたしは鉄緑会という進学塾を創設したり、緑鐵受験指導ゼミナールという通信教育を主宰したり、受験評論家として数々の本を執筆しています。

単にひねくれてこのようなことを書いているわけではないのです。

わたしは1960年に大阪に生まれて、小学校2年生の時に東京の練馬に移りました。大阪生まれ大阪育ちの母親は子供の前では強気な人でしたが、「東京でいじめられないか」と気にかけてくれ（現実に大阪弁でバカにされましたが）、実際、練馬では1学期学校に行っただけで千葉の津田沼に移りました。津田沼には関西系の社宅が集中している地域があったので、そこなら大阪弁を使ってもいじめられないだろうと。ところが次は4年生のときに兵庫に移ることになったのですが、今度は東京弁を使うといっていじめられて。

母親は「周りに合わせせんでええ」とか「勉強で見返したらええねん」とか「お前は変わってんねんから普通のサラリーマンにはなられへんぞ」「何か資格でも取り」とか言う人でしたから、わたしもじゃあ医者か弁護士かなと思うようになった部分がありました。変わっていることが「いいことである」という価値基準を、どこかで与えられていたのかなと思います。

そういう偏りのある人間ですから、ビビって周りに合わせるよりは個性を大事にした方がいいんじゃないかとか、アウトプットが大事だとか思ってしまう面はあるでしょう。いじめ自殺のニュースに接するたびに、なぜ苦しみながら学校に行き続けるのだろうとわたしなどは思ってしまいます。無理矢理人に合わせて学校に行かなくとも、生きていく方法はいくらでもあります。本人が選択するかどうかはともかく、少なくとも大人は子供に逃げ方くらいは教えておいた方がいいと思うのです。

しかも、われわれのように出生率の高い時代に生まれ、自然と競争にさらされ、突出するか沈黙するかを強いられた世代と違い、今の若い人たちは圧倒的に数が少ない。数が少ないということは、同時に「希少性が高い」ということでもあります。少子化問題は確かに深刻な問題だとは思いますが、その一方で人手不足が叫ばれる中、優秀な人材はどこでも引っ張りだこです。現に外資系企業以外でも、初年度の年収が1000万円を超える新卒採用を行っている日本企業も出て来ていますし、複数の会社に籍を置くという働き方をしている若者も数多くいます。厚労省の調べでは、20代の転職率は約3割に上るといいます。

ならばもっと才能の自由な発露や個性的なアウトプット、イノベーションが生まれてもよいはずなのに、なかなかそうはならない。それはなぜなのでしょう。

「頭がいい」とはどういうことか

そもそも「優秀」とはどういうことでしょうか。

例えば日本を代表する大学、東京大学や京都大学を思い浮かべてみて下さい。出身者すべてがすべて「優秀」でしょうか。

「中にはダメなやつもいるさ」と仰るかもしれませんが、EQという概念がなぜ生み出されたか思い出してみて下さい。そう、ＥＱとはハーバードのような超エリート大学で学んだ人でも、社会的成功を収められない人がいるのはなぜなのか、というところが出発点となっています。

ＩＱが無用だと言っているわけではありません。ハーバード級の超エリート大学の課題をクリアして卒業するには高いＩＱが必要でしょう。その上ディスカッションの能力も高い。ですが、社会的成功を収めるにはそれに加えて高いＥＱが必要なのではないか、というのがＥＱの考え方のベースにあるわけです。

つまり、「優秀」であるとは、インプットに相当するＩＱと、前頭葉を使ったユニークでかつ説得力のあるアウトプットに相当するＥＱが揃って初めて言えることなのではないか、とわたしは思うのです。

答があらかじめ決まっている暗記試験やペーパーテストでいい点を取れるだけではなく、自分や社会が直面している「答のない」問題の解決の糸口を探り、自分なりに加工・編集して他者に伝え、試行錯誤しながら解決へと導いていける人と言えばいいでしょうか。わたしはそうした優秀さを持つ人が本当の意味で「頭のいい人」だと思いますし、言葉を換えれば、「前頭葉を有効に使える人」なのだと思います。

となると、東大であろうが京大であろうがペーパーテストをベースにしている以上、学歴というものはその結果に過ぎず、物差しとしては充分ではないということになります。


ところが日本の受験制度や教育制度にはこれ以外の物差しが存在していないわけです。

わたしが大学受験をしたのはもう40年以上前の話です。でもいまだに「東大医学部卒なんてすごいですね」と言われることがあります。実際には医師免許を取る直前までほとんど講義にも出ないようなダメな学生だったのですが、そんなわたしを「すごい」と言ってくれるのは、他に「頭のよさ」を測る物差しがないからです。東大の入試問題は確かによくできていると思いますが、一発勝負のペーパーテストであることに変わりはありません。

日本の入学試験はもちろん知識も大切ですが、傾向と対策も重要ですし、突破するためのテクニックが確実に存在します。インプットしたものをいかに「再現」するかを問うもので、そういう意味では本当の意味で「頭のよさ」を測る試験ではないようにわたしは思うのです。

反対に、「東大出の人間はつまらない」と、面と向かって言ってくる人もいます。東大出身者につまらない人物が多いのはわたしも同意するところですが、実はこの両者は真逆のことを言っているようで、根っこは一緒であるようにも感じます。つまり、学歴だけで人を判断していて、他の物差しがないのです。

これもやはり、アウトプットの能力を測る方法が日本では現状ないので仕方がないことかもしれません。

テレビを見ていれば、クイズ番組で現役の東大生や高学歴のタレントが「頭のいい人の代表」として出演していることがあります。しかし、一般的にクイズというのはペーパーテストと同様、知識の多寡を問うものです。それが本当に「頭のいい」ことなのだろうか、とわたしは見るたびに疑問に思うのです。

日本は世界的に見て知的好奇心が旺盛な人が多いのは間違いありません。年をとっても難しい本を読んでいる人も多いですし、子供の教育にも熱心です。

しかしながら、現実としては、近年、子供の学力は下がる一方です。東大をはじめとする国内の高等教育機関の世界的な評価も急落しています。有効な評価軸のひとつになる論文数は韓国やスペインにも抜かれてしまいました。文部科学省の科学技術・学術政策研究所の調査によると、２０１８〜20年の３年間で、自然科学の22分野において、上位10％に入る論文の数は日本が３７８０本で12位。１位は中国の４万６３５２本、２位はアメリカの３万６６８０本でした（スペインは10位。韓国は11位）。

教育に力を入れているはずなのに、国際的な学力や研究力がジリ貧となっている。「頭がいい」という基準を、われわれはどこかで間違ってしまったのではないでしょうか。

なぜ日本人は質問をためらうのか

わたしは大学を卒業して助手として東大の医局に在籍していた頃、約３年間、米国のカール・メニンガー精神医学校に留学しました。そのときに痛感させられたのが日米の教育文化の違いです。

留学中は、ほとんどの授業で次のコマに備えた論文を読む宿題が出ていました。当然、英語の論文ですし、週に３００〜４００ページにもなるので、精読するにはかなりの時間がかかります。留学当初は英語の聞き取りも苦手でしたから、講義の予習をするために宿題の論文はきっちり読んでいました。そうすると、まがりなりにも講師が言っている内容は理解できるようになる。ですから、「ああ、なるほど」と思って黙って講義を受けていたわけです。

ところが、同期のアメリカ人の学生たちは、講師が「何か質問はありませんか？」という段になったらバンバン手を挙げる。「それは宿題の論文を読んでいたらわかるでしょ」というような内容でもどんどん質問する。

そして、肝心の評価はというと、わたしは「積極的に講義に参加しなかった」としてＣやＤ評価、「そんな質問するの？」というような質問をしていた学生の方が高い評価を受ける――納得がいきませんでしたが、やがてわかったのはこういうことでした。

授業の理解度や習熟度を重視する日本と違って、米国では講義に参加する積極性や好奇心を重要視するのだ、と。

どちらがいいという話ではありません。ですが、米国側の立場に立てば、質問できるということは、少なくともその手前の部分までは理解できている、ということの表明に他なりません。そこさえ理解できていなければ、まったく的外れな質問になるからですが、あちらでは往々にして的外れな質問を堂々として悪びれません。

日本だと、大学の講義だけでなく、講演でも、質疑応答の時間には手を挙げず、終わると個別で質問しに来る人が割と多い。そういう人ほど「ちゃんと聞いてくれていたんだな」と思えるような的確な質問をしますし、なぜさっき聞いてくれなかったのかと思ったりもしますが、日本人は人前で質問するのを恥ずかしがる傾向が強い――というのはわたしも日本人ですからわかります。

ただ、ここには教育の方向性について大きな違いが現れているようにわたしは思うのです。大学に限らず、高校でも中学でも、小学校でも同じです。

日本人が「こんな質問をしたら、わかってないと思われて、バカにされるんじゃないか」と萎縮してしまうのは、教師が「正解」を握っており、教わった内容をそのまま「再現」することに力点が置かれているからではないでしょうか。この場合、少しでも「正解」から外れれば減点されることが恐怖になるわけです。それだったらおとなしく講義を聞き、試験の時に教師の言った内容をきれいに再現できた方がいい成績を収められる。

一方、アメリカ人が的外れな質問でも堂々とできるのは（的外れな質問をした人の評価はともかくとして）、本人にとっては「質問」というアウトプットが教師に対して「ここまで理解できている」という加点が得られる場であって、特に正確な再現性を求められているわけではないからではないでしょうか。教師にとっては、的外れな質問であっても自分の講義をわかりやすいものにブラッシュアップできる機会であるから排除しない。

そう考えると、理解できるような気もするのです。

ただ、わたしが教師の立場であれば、ペーパーテスト以外で学生の理解度が測れないのであれば、静かな教室で自説を述べ続けるよりないでしょうし、学生は聞き続けるよりないでしょう。そうやって日本の教育は教師から学生への一方通行の度合いを深めていったのではないか。わたしはそう思うのです。

質問というのはひとつの例に過ぎませんが、これではいくら「アウトプットを増やそう」と言っても難しいのではないか、とも思うのです。日本人の心性にまで関わる部分については、まずは教育から変えていく必要があるのではないか、と思う大きな理由のひとつです。

高等教育でアウトプットを阻むもの

わたしは中等教育や初等教育では、大いに「インプット」しておいた方がいいと思っています。いくらアウトプットと言っても、何の知識もない人間に斬新な発想もイノベーションも生まれないと思うからです。古くさいと言われるかもしれませんが、エジソンは「天才とは1％の閃きと99％の努力」と言いました。乏しい知識をつなぎ合わせただけの発想はむしろ夢想と呼ぶべきでしょう。そのためにも知識や経験のインプットは必要だと思うのです。

ただ、高等教育においては、アウトプットの訓練が必要だと思っています。教授の話を黙って聞いているだけではなく、これまでの知識を生かしてある現象に対して仮説を立てる、実験する（検証する）、考察する、というプロセスを繰り返し、外の世界に自説を開陳することのできるレベルまで持っていく訓練です。

ところが、日本の大学ではなかなかそれが難しい現状もあります。

海外の名門大学は、英国のオックスフォード大学でも米国のハーバード大学でも、入試面接を行います。アドミッションズ・オフィス（入学事務局）の試験官が面接を行うのが通例で、教授は面接を行いません。日本とは大学経営のあり方の違いもありますが、結果として教授に逆らい、議論をふっかけるような学生を優先的に採るそうです。

ところが日本では逆のことが行われています。特に医学部の入試はそうで、全国82の医学部すべてで入試面接が行われていますが、面接官は大学の教授が担当します。『白い巨塔』で描かれたように、その昔、大学医学部の教授を頂点とする医局は権力のピラミッド体制が組まれていました。近年では、そうしたあからさまなヒエラルキーは崩壊したとはいえ、入学のためには学生は教授に気に入られようとするでしょうし、入学後もそれは変わらないでしょう。教授だって自分の言うことを素直に聞きそうな学生を採りたくなるのも人情です。

しかし、学問の世界でこうした構造が果たして健全でしょうか。

前項で書いたように、そもそもが日本の教育は教師から学生への一方通行になりがちです。それが大学に入っても続くとしたら、いったいどこでアウトプットの訓練をするのでしょうか。

そのせいか今の医学部生はおとなしい子ばかりに見えます。ただでさえ講義と実習、小テストで忙しいところに、医師国家試験合格のためのカリキュラムを組む大学もあるそうで、アウトプットどころか大学でまで詰め込み教育が続くとも聞きます。国家試験直前まで、講義にろくすっぽ出ずにすませたわたしの過ごした学生時代などは、今や完全に昔話のようなのです。もちろん学生運動が起こっている大学医学部は一つもありません。東大医学部では、教授の論文不正や研究費の不正に学生が公開質問状を出してすぐに準備したとしか思えないタイミングで入試面接が採用されました。

教師陣もたいへんでしょうが、そんな環境で日本の大学から医学や医療が大きく進歩するようなイノベーションが生まれるのか、疑問に思わざるを得ないのです。

日本の大学についての懸念は医学部だけではありません。

毎年、ノーベル賞が発表される時期になると日本はその話題で持ちきりになります。

知的好奇心が旺盛な日本人にとって、ノーベル賞は大きな関心事ということなのでしょう。受賞者が出ればなおのことです。

しかし、うすうすお気づきでしょうが、日本人のノーベル賞受賞者はほぼ留学経験者か企業研究者です。日本の大学だけで研究してきた人はほとんどいません。留学経験がなく、国内の大学だけで研究を続けてノーベル賞を獲ったのは物理学者以外では福井謙一さんくらいでしょう。日本人はもうそろそろ、この事実と真摯に向き合ってもいい頃だと思います。

先ほど医学部の例を挙げましたが、日本の大学では教授を筆頭とした研究室の構造が厳格です。アメリカなら、教授と助手はファーストネームで呼び合うのが当たり前ですが、日本ではそうはならない。教授の権力が強く、独自の研究をしようと思ったら相当な腕力が必要です。だったら海外に行こう、となっても不思議はないと思うのです。

さて物理学者だけは日本の大学でのみ研究していてもノーベル賞を獲っているわけですが、東大の理学部物理学科のある伝統を聞いて、とてもおもしろいなと思ったことがあります。

東大の物理学科は、江崎玲於奈さんや小柴昌俊さんなど何人かのノーベル賞受賞者を輩出していますが、昔から教授も助手も「さん付け」で呼び合うらしいのです。日本の大学ではほとんど聞いたことがない慣習ですが、そのような自由な雰囲気が世紀の発見につながるようなブレイクスルーを生み出すのでしょう。

ちなみにノーベル賞は20〜30年前の研究成果に対するものがほとんどです。人口が半分にも満たない韓国に論文数が抜かれるほど減少し、科研費も減少傾向にある日本の科学分野で、今後、ノーベル賞受賞者はどれほど出てくるでしょうか。

「エデュケーション、エデュケーション、エデュケーション！」

わたしは、高等教育においては前頭葉を鍛えるカリキュラムの必要性を感じる一方で、初等中等教育ではある程度の詰め込み教育も必要だと感じています。もちろん、子供の自主性を重んじる教育も大切だと思います。子供には伸び伸び育ってほしいものですが、先ほども述べたように、アウトプットのためにはインプットが必要です。そのための詰め込み教育の否定はしません。

その理由は、脳の各部位の発達のタイミングにあります。

人の脳は後ろから前に発達していくことがわかっています。

最初に発達をはじめるのは視覚認知の中枢を担う「後頭葉」です。言葉を話せない赤ちゃんは、目の前の世界を見ることでいろいろな視覚情報を蓄えていきます。そのあと、音や言葉に関する情報を扱う「側頭葉」や、体の感覚や動作を担う「頭頂葉」が５歳くらいまでに発達のピークを迎えると言われています。「前頭葉」は、脳のほかの部位に比べて発達が遅く、その発達がピークに達するのは10代、完成するのは20代半ばと言われています。

つまり、人が蓄えた記憶や知識をうまく運用できるようになるのは、個人差もあるでしょうが、10代の半ば以降ということになるわけです。

わたしが詰め込み教育にも理があると考える理由は、ここにあります。前頭葉の働きがまだ充分でない子供の頃に前頭葉を鍛えてもあまり意味がないでしょうが、時期がきた時に前頭葉が使える知識や情報は少しでも多く集積しておいたほうがいいと思うのです。

1940～60年代に心理学者や教育関係者の間で「外発的動機づけ論」という考え方が流行りました。簡単に説明すると、人の行動は報酬によって動機づけされるという理論です。つまり、子供に勉強をさせるなら、目の前にニンジン（報酬）をぶら下げて意欲を誘うべきだという考え方です。逆に勉強しなければ罰を与える。

それに反発するように生まれたのが「内発的動機づけ論」です。人は内なる心理的欲求に駆られて行動する生き物だから、課題それ自体にも喜びや満足をもてば、それに取り組むはずだ、という個人の自由意思を尊重する考え方です。

親や教師が監督してアメとムチで勉強させるか、それとも子供の自主性を重んじて好きなものだけを勉強させるか。

この議論が起こった後、アメリカやイギリスでは、「外発的な動機づけでは創造性が育たないから詰め込み教育はやめろ」という声が大きくなり、結果、自由教育、いわゆるゆとり教育を取り入れる学校が増えました。しかし、その後、深刻な学力低下が起こり、同時に国力も低下してしまうのです。

こうした状況を受け、1981年、アメリカではロナルド・レーガンが大統領に就任した直後に全国学力調査を行ったところ、読み書きや計算ができない若者が急増していることがわかりました。

この教育の危機的状況を時の教育長官であったテレル・ハワード・ベルが連邦報告書で訴え、83年に『危機に立つ国家』というリーフレットを発売すると、なんと３５００万部以上という爆発的な売れ行きを記録します。それだけ多くのアメリカ国民が子供の教育に危機感を抱いていたのでしょう。アメリカでＫＵＭＯＮ（公文式）が流行りだしたのはその後の話です。読み書きや計算の重要性が再認識されたわけです。

90年代に入ると、イギリスでもトニー・ブレアが教育改革に乗り出し、首相の就任演説では、「エデュケーション、エデュケーション、エデュケーション！（教育、教育、教育！）」という名言が飛び出しました。

こうして英米はゆとり教育と決別するわけですが、日本ではまったく逆の現象が起きてしまいます。日本では90年代に中学生の数学の学力が韓国や台湾に抜かれ、学力低下が懸念されていたにもかかわらず、２００２年から本格的にゆとり教育が始まることになるのです。

どうしてこのようなことが起きてしまったのでしょうか。

日本のゆとり教育は、1972年に日教組が自由度の高い英米の教育事情を参考に提案した計画です。通常は対立する日教組の考えを政界も認め、中曽根臨教審でもなぜか採用され、財界も歓迎しました。おそらくは自分たちの2世に地位を継がせるために、ペーパーテスト学力重視では困るとでも考えたのではないかと邪推してしまいます。さらにその後の英米の学力低下や国力低下については考えず、立案当初の〝保続〟状態のまま計画を推し進めました。問題点改善の議論もろくにせず、結果的に英米と同じ轍を踏むことになってしまったのです。この推進のリーダーシップをとった教育学部の教授たちは、留学中の知識を絶対視して、その後の変化を勉強していなかったのでしょう。まさに前頭葉機能不全のパターンです。

ゆとり教育は2010年代初期まで続きましたが、この過去を思いだしていただければ、わたしが詰め込み教育を否定する気になれないのもおわかりいただけるかなと思います。

同様の理由で、わたしは受験勉強も否定しません。大いにインプットして、アウトプットにつなげて欲しいと思っています。それに塾に行けば競争も経験するでしょう、みんなと同じことをやっていたんじゃ落ちると思うかもしれません。どうやったら自分は生き残れるのか、と考える努力をする場面が、今の子供たちにどれだけ与えられるのか、という面からも否定する気にはなれないのです。

フィンランドの教育

ではゆとり教育がまったく無意味かというと、そうとも言い切れないとわたしは思っています。

21世紀に入ってから、教育分野において注目を集めている国が北欧にあります。フィンランドです。識字率は１００％を誇り、日本の99％より上です。「江戸時代末期の日本人の識字率は同時代で世界トップクラスだった」と書きましたが、実は当時、識字率が世界1位だったのがフィンランドです。フィンランドの人たちは今でもそのことを非常に誇りにしています。

フィンランドは１８６６年に世界で初めての義務教育法と言えるスウェーデン・フィ

ンランド教会法を制定して以来、国民のほとんどが読み書きできる社会になっていました。これはフィンランドが長くスウェーデン王国の統治下にあって、スウェーデン語を強制的に覚えさせられたことや婚姻する際に聖書を読めなくてはならないという宗教上の決まりがあったことが関係しているようです。

人口はおよそ553万人と決して大きな国ではないですが、初等教育から大学教育に至るまで独自のシステムを構築しており、OECDが2003年に行った共通テストPISA（15歳児を対象に「読解力」「数学的リテラシー」「科学的リテラシー」「問題解決能力」の領域で構成されている）では、総合的に世界1位の学力があるとされ、その後もランキング上位を保ち続けています。

日本がゆとり教育をやめるきっかけともなったのは2003年のPISAで、この時日本の順位が急落したことは「PISAショック」と呼ばれ、始まったばかりのゆとり教育に対する疑問の声があがりました。このとき「読解力」「数学的リテラシー」「科学的リテラシー」「問題解決能力」すべての項目でフィンランドの方が日本より上位にありました。

フィンランドは義務教育（基礎学校）の９年間だけでなく、大学院の授業料まで無料で、そのほか18歳までは教材費、給食費、通学費なども全額無料。すべての子供たちが平等に教育を受けられる環境が整えられています。

そして、生徒の個性を尊重するために、ゆとり教育も取り入れられています。ただし、ひとりひとりにあったレベルの高い教育をするため、教師になるには修士号の取得を必須にするなど、教員の育成にも力を入れているのです。

教育が国の未来を支えると考えるからそうした高度人材を教育現場に積極的に導入するのでしょうし、その結果かどうか、実際、フィンランドは２０２２年度まで５年連続で世界幸福度ランキング１位を獲得しているのです。

そう聞くと、一概に「ゆとり教育がダメだ」とも思えないではないですか。

何が違いを生むのでしょう。

わたしは教員の環境の差がひとつあるのではないかと思っています。

フィンランドの教員の給料は日本と比べてもそれほど高くはないそうですが、担任の負担が小さく、自分の専門科目の授業だけに集中できるのが大きな特徴だといいます。

全国統一の学習指導要領はありつつも、実際の授業をどう展開するかは現場の裁量に任されているので教える側も意欲が湧くのだそうです。

日本では、クラスの担任を受け持つと、保護者への対応やPTA関係の業務など、通常の授業以外の煩雑な仕事に追われてしまいます。一方、フィンランドの教師は残業時間も少なく、休暇も多いため、学生にも人気の職業となっているそうです。

また、視察でフィンランドを訪れた際に印象的だったのは、1クラスの生徒の人数の少なさでした。日本はいまだに1クラス40人を35人にしようというレベルですが、フィンランドでは1クラスが17、18人で構成されていました。

フィンランドに限らず、現在ではなるべく少ない人数でクラスを作ろうというのが世界的な学校教育のトレンドとなっていますが、日本はその点でもかなり出遅れていると言わざるを得ません。

日本の場合、なにより教員の不足が大きな問題でしょう。少人数クラスにしようにも教員の数が足りなければクラス編成のしようがないでしょうし、教員の不足が長い勤務時間や休暇の取得のしにくさを招き、それがまた教員の不足を招き……という悪循環に陥っているようにわたしには見えます。

防衛費に税金を使うより、教育にお金を使った方がよほど未来は明るいように思います。

もうひとつわたしが思うのは、フィンランドの教育の特徴としてよくあげられる、「教師がサポート役」ということです。教師が「正解」を持っているのではなく、生徒が自ら設定した疑問を解決するというプロセスの中で、介助役として存在しているというのです。これには確かに教師として高度な技術が必要でしょうし、大人数を相手にはできないでしょう。その代わり、子供が知識を獲得するという「インプット」の過程の最初に、疑問を持つという前頭葉を使う「アウトプット」をさせることができます。同時に、この方法であれば「落ちこぼれ」を出さずにすみます。

わたしは天才というものに興味があるのですが、つくづく思うのは、天才というのは発掘するのは難しく、潰さないことだけが可能だということです。

教育で天才を作ることに関してはさまざまな研究がなされてきましたが、そもそも天才的な頭脳を持って生まれてくる人間はごく少数であるという意味で、最終的にはどんな教育であろうが確率論になってしまいます。

ところが、教育で潰される天才はいっぱいいるわけです。

フィンランドで天才が輩出されているかどうかは知りません。ですが、天才の出現を許すのであれば、教育にできることは実は「天才を潰さないこと」だけだとも思うのです。その点でもわたしはゆとり教育は否定できないし、フィンランドの教育に見習うべき点があるのではないかと思うのです。

試行錯誤の重要性

これに対して日本の初等中等教育はどうでしょう。「詰め込み教育も大事」と言いましたが、学校教育でそれができているでしょうか。結局塾に頼ることになっていないでしょうか。

あるいは逆に、自ら考える力を養えているでしょうか。

子供の脳は、大人と違って柔軟です。刺激を受けてはニューロンとニューロンがシナプスを作り、刺激を受ければ受けるほどシナプスは増えていきます。そうやって脳内に情報伝達の経路ができていくわけですが、子供の時期の脳はある意味では脳内が未整理の状態です。大人になるに従って、よく使われる経路は残り、効率的でないルートは消えていきます。ですが、元々刺激が少ない状態に置かれれば、シナプスは増えず、経路も増えませんし、決まったことしかさせなければ決まった経路しか使われません。

脳が成長過程にある子供のうちは、できるだけ多くの刺激を脳に与えてやり、「ああでもない、こうでもない」と試行錯誤する中でさまざまな経路を維持させてやるのが考える力をつけるためには大事だとわたしは思います。

ところが、塾もふくめて日本の教育現場では、脳に多様な経路を作り、残すことよりも、「一本道」を作ろうとしているかのような脳の使い方をさせているように思えてなりません。

理科の実験にしても、あらかじめ手順と答が用意してあるものばかりです。たとえば、「A液とB液をこういう風に混ぜたら、ほら、色が変わりました」というような具合です。子供に怪我をさせないようにという配慮は大事かもしれません。限られた時間の中で実験手順を教えるにも効率的かもしれません。

ですが、理科はそんな「お作法」を学ぶような教科なのでしょうか。

本来、実験というのは失敗がつきものです。仮説を立て、実際に手を動かし、失敗すれば理由を探り、やり方を変えて再び挑戦し、とトライアンドエラーの末に自分の仮説を証明するのが実験なわけです。失敗のない実験は実験ではないとさえわたしは思いますし、その試行錯誤の中で前頭葉は鍛えられるのだと思うのです。

そもそも「答はひとつ」とする教え方もどうなのだろうと思います。

確かに解答が複数ある問題は採点する側も非効率的ではあるでしょう。

国語の問題でも、「この時、主人公は何を感じたでしょう」といった問題がよくあります。文章の前後を読めば、ひとつの答にたどり着くような設計になってはいますが、他人がどう感じるかという共感の心を育てるというよりは、他人の思考のなぞり方や、忖度の仕方を教えているだけのように感じるのです。

先ほども書きましたが、人は大人になると脳の神経経路が減っていき、脳の使い方が効率的になる代わりに試行錯誤もしなくなります。思考をショートカットし、短い時間で次の行動に移せることはあるいは教育の賜物かもしれません。しかし、そればかりが目的になってしまっては、せっかくの前頭葉も働く場面がありません。

自ら学びを得るために、試行錯誤を繰り返すことをいとわないフィンランドの教育法にはこの点でも学ぶところがあるように思います。

大は小をかねると言わんばかりに、物量作戦で大量の宿題を出し、勉強法をあれこれ工夫するような形で前頭葉を使うことが事実上できない名門塾の問題点も付記したほうがいいと思います。

日本は名門大学の学生まで前頭葉がダメなのが大きな問題です。

これからの子供たちに期待すること

わたしたち日本人は確かにあまり前頭葉を鍛えるような教育を受けてこなかったかもしれません。インプット中心でアウトプットすることについての教育をほとんど受けていません。おかげで難しい本を読んで理解する能力は高いかもしれませんが、魅力的な問いを設定したり、人前でしゃべったり、人を説得したり、人と議論したりすることが苦手な人が多いように思います。学歴の高さとプレゼン能力の高さが相関せず、高学歴だからといって面白い話ができたり書けたりするわけではありません。「東大出身者はつまらない人が多い」というのは確かにそうかもしれませんが、ではわたしたちは大学という最高学府を、ＩＱ以外の物差しで測れるような変革をしてきたでしょうか。それを目指した面接や志望動機書などの採用でも、結局、教授に気に入られるような忖度的な内容のものが評価され、かえって思考パターンをワンパターンにしているのが実情です。ダイバーシティの時代と言われながら、変わった子のチャンスを摘んでいるのです。まさに天才を潰す教育です。特に医学部の入試面接はそうです。

百歩譲って、これまでのことは仕方がないこととして、大人たちには自身を変える努力を自ら行っていただくにしても、子供たち若者たちも同様でいいのでしょうか。『思考の整理学』の外山滋比古さんがずっと言い続けてきたことが、わたしの言いたいことに一番近いかもしれません。外山さんは、「先生や教科書から受け身で教わるだけの〝グライダー型人間〟ではなく、自分の頭で考え、自力で飛び回れるような〝飛行機型人間〟にならなければならない」ということを仰っていました。

テストが不要だとは思いません。ＩＱを高めて教科書の内容を脳に詰め込み、テストの場でいかに詰め込んだものを再現できるかというのも脳の発達のためには重要なことだと思います。

ですがその一方で、詰め込んだものをどのように使うかを、自身の脳で考えさせる訓練も必要なのではないかと思うのです。なにをどう発想するのか、自分の発想をどう他人に伝えるのか、他人に受け入れてもらうためにはどうしたらいいのか、さらに定説を覆すようなディスカッションを活発に行い、それこそ試行錯誤できる場として教育現場、とくに高等教育の場が機能すれば、今は前頭葉機能不全かもしれないこの日本が、いずれは前頭葉機能全開社会に生まれ変われるかもしれないと思うのです。

第5章　「前頭葉型人間」が生き延びる――「人生100年時代」の未来

人生の後半戦を楽しめるかどうかは前頭葉次第

この章で申し上げたいのは、そう、「自分を楽しませる」「人を楽しませる」ことが結局、前頭葉を活性化し、引いては健康長寿を招くということです。

日本人の平均寿命は2021年の統計で男性81・5歳、女性87・6歳、ご存じのように世界でもトップクラスです。

しかし、だれもが願う健康長寿を、この数字が直接表しているかというと、残念ながらそうではありません。心身ともに健康でいられる「健康寿命」は19年の統計で男性が72・7歳、女性が75・4歳。平均寿命との差が、男性で約9年、女性で約12年あり、これは健康上の理由で生活に支障を感じながら生きる平均期間を表しています。

どうしたらこの期間を短くできるか。

どうしたら充実した70代、80代を送れるか。

この最後の章ではその点に触れたいと思います。


3年以上続いたコロナ禍で一番被害に遭ったのは誰だったでしょうか。

飲食業？　観光業？　小売業？

わたしは高齢者だと思っています。

それぞれの業界がそれぞれに苦しんだであろうことは想像できます。

65歳以上のいわゆる「高齢者」の割合はいまや日本の人口の29・1％、つまり30％近くを占めています。この30％もの人たちが街に遊びにも出ない、飲みにも行かない、旅行にも行かない、となればそれは飲食業や観光業のみならず日本経済に大ダメージだったことは当然と言えます。

しかし、それに比しても、高齢者が失ったものはあまりに大きかったのではないかと思うのです。

政府の新型コロナウイルス対策は感染者数、死者数を減らすことに主眼が置かれ、高齢者が感染すると重症化するとして高齢者の感染リスクをひどく怖れました。高齢者は不要不急の外出をしないでください、とさかんに訴え、感染の流行がもっぱら若者たちであっても、高齢者にだけ外出自粛要請を出した自治体もありました。病院でも老人介護施設でも面会は長く禁止され、死因がコロナであろうとなかろうと、孤独に亡くならなければならない方が大勢おられました。

高齢者が感染すると重症化する、重症化するとベッドを長らく埋めてしまうから病床が足りなくなる、医療逼迫、いや、医療崩壊にもなりかねない、などという報道が頻繁に流されれば、「迷惑かけちゃいけない」と自ら家に籠もっていた方も多かったと思います。

ではそこで何が起きたか。

いわゆる「健康二次被害」です。

外出しない、人に会わない、という生活を長く送っていれば、健康な人でも心身に影響が及びます。実際、ある大規模調査では、60代以上で「物忘れが気になるようになった」「生きがいを感じなくなった」という人が増えていて、「認知機能の低下や精神状態への影響も深刻」としています。

「フレイル」という言葉をご存知でしょうか。

英語の「frailty」（フレイルティ＝虚弱、老衰、脆弱の意）が元になっている言葉で、２０１４年に日本老年医学会が提唱しました。加齢により体の機能や能力が衰えた状態のことですが、わかりやすく言えば「要介護一歩手前」という状態のことです。チェック項目としては５項目あり、３項目が当てはまればフレイルと診断されます。

・体重が減少する（６ヶ月で、２キログラム以上の意図しない体重減少）
・活動量が減る（軽い運動・体操もしくは定期的な運動・スポーツをいずれも「週に１回もしていない」と回答）
・疲れやすくなる（ここ２週間、わけもなく疲れたような感じがする）
・歩くのが遅くなる（秒速１メートル未満）
・握力が弱くなる（男性は28キログラム未満、女性は18キログラム未満）

秒速1メートルというと分かりづらいかもしれませんが、歩行者用信号の青から点滅に変わるまでの時間は、1メートルにつき1秒以上と設定されているのだそうです。つまり、どんな信号であれ、点滅するまでに渡りきれなければ秒速1メートルを切っているとみてよいでしょう。

このような状態である「フレイル」がコロナ禍で大幅に増えてしまったのです。筑波大学などが高齢者を対象に行った調査では、2015年には調査対象の11%が1年間の調査期間中に新たにフレイルとなっていたのが、コロナが始まった2020年1年間では16%に増加していたというのです。およそ1・5倍です。

おそらくコロナがなければ、フレイルにならなくてすんだ人も大勢いたはずです。そうしたデータはまだ出揃ってはいませんが、要介護者や認知症患者も増えたのではないかとわたしはにらんでいます。

では、せめてこのコロナ禍から何か教訓を導くとしたらどんなことが言えるでしょう。もうおわかりでしょうが、人間にとってどれだけ人とのつながりや運動が大事か、ということです。いずれも前頭葉の老化を防ぐためには重要な要素です。

「早死にするか認知症になるかの時代」

今後を生き抜くために必要な前提にもうひとつ触れておきます。

今、日本は世界一の超高齢社会を迎えていると言われています。

健康寿命が世界一、高齢化率が世界一、ＷＨＯや国連の定義によれば、「65歳以上の人口が21％を超える」のが超高齢社会なのです。

少し前まで夢物語にすぎなかった「人生１００年時代」が現代日本のキーワードの一つとなり、首相官邸には「人生１００年時代構想会議」が設置され、自治体が、保険会社が、製薬会社が、住宅メーカーまでもが盛んに「人生１００年時代」をうたっています。

なにせ、海外の研究によれば「２００７年に日本で生まれた子供については、１０７歳まで生きる確率が50％もある」のだそうですから、未来の日本人が生きる時間は１００年どころではないわけです。２１１４年の日本がどうなっているのやら、わたしには想像もつきませんが、とにかくもそれほどに大きなスケールで取り組んでいるということなのでしょう。

「人生100年時代構想会議」の目標は、超長寿社会において、人々がどのように活力をもって時代を生き抜いていくか、そのための経済・社会システムはどうあるべきなのか、そのためのグランドデザインを検討することだそうですが、ここで前提にされているのは、できるだけ長く現役でいられる社会です。

もちろん、誰もが死ぬまで現役でいられるに越したことはありませんが、高齢者専門の精神科医として、35年にわたって経験を積んできたわたしから見ると、机上の空論にすぎない点が少なからずあります。

確かに現在の60代、70代は30年前の同年代にくらべて元気で若々しく、体力的にも10歳分程度は若いと思います。

戦後まもなく描かれた「サザエさん」の波平さんは54歳、フネさんは48歳という設定ですが、現代の感覚からすると、年齢よりかなり老けて見えます。当時は栄養状態が悪く、男性でも身長が160センチに満たない人が多く、老けるスピードが速かったのです。

いまなお昔のイメージが根強く残っているので、65歳以上は「高齢者」として一緒くたにされがちですが、高齢者は一気に老いるわけではありません。栄養が行き届いたいまの元気な高齢者ならなおさらです。老い方は年代によっても、個人によっても、じつに多様で、多彩なグラデーションがあるのです。

そういう意味では、１００歳とは言わずとも、半数以上の人が90代半ばまで生きる社会はすぐそこまで来ています。

しかし、脳の老化は止めることができません。脳の神経細胞は原則、細胞分裂せず、人は一生、同じ細胞を使い続けるからです。

わたしはかつて浴風会病院に勤務していたとき、年間約１００例の高齢者の病理解剖報告会に出席していましたが、85歳以上で脳にアルツハイマー型認知症の変性が見られない人は皆無でした。つまり年をとれば、程度の差はあっても、誰もが認知症になるのです。

そう考えると、「人生１００年時代」とは極端にいえば、「早死にするか認知症になるかの時代」です。

悲観的だとお考えでしょうか。

わたしはそうは思いません。

「人生100年時代」はさらに言い換えるなら「老年格差が露わになる時代」だとも思うからです。それは、認知症というものにどう向き合っていくか、その準備と心構えで幸福に人生を締めくくれるかそうでないかの差が生まれる時代になると思うからです。

認知症になったら治ることはありません。しかし、進行を遅らせて生活の質を維持することはある程度可能です。

そのための対策を、これから解説しておきたいと思います。

できるだけ長く「現役」を

まず前提としては、できるだけ長く「現役」を続けられるなら続けましょう。「老害」と言われようとなんと言われようと、働けるうちは働いた方がよいですし、「余生」だの「老後」だのといった言葉で自分の人生を規定してしまうこともないでしょう（もちろんそちらがお好みならそれはそれでよいのですが）。

なにせ高齢者が３割近い社会です。高齢者の方が高齢者の気持ちが分かるでしょうし、そこでヒット商品や新たなサービスが生まれる可能性だってあるでしょう。みずほ銀行の試算によれば、高齢者の持つ市場規模は２０２５年までに１００兆円を超えると予想されているのですから莫大です。リリースする側であれ、ユーザーとしてであれ、活躍できる場はあるはずです。

社会参加をしていることは、何より前頭葉を使います。ボランティアでも地域貢献でもよいのです。所属する組織の内外に、思いがけない人とのコミュニケーションが発生し、インプットとアウトプットを繰り返せる環境は脳にとっては貴重です。

「避けられない老いは素直に受け入れるべきだ」という主張が根強くあるのも知っています。「老いと闘うべきだ」という考え方があるのも知っています。ですがわたしはどちらに与するのも違和感を覚えます。

そんな一律にくくれるものだろうか、と35年間、老年医療に携わってきたわたしは思うのです。

例えば、高齢になったら運転免許を返納すべきだという意見があります。

昨今、高齢者がひどい自動車事故を起こした、というニュースがよく世間を賑わせます。そのたびにメディアは「高齢者は免許を返納すべきではないか」などと言うわけですが、その一方、免許を返納したことでそれまで元気だった人が急に弱々しくなり、ボケてしまうということもあるのです。わたしもそういう例をいくつも見てきましたが、筑波大学の研究では、免許を返納すると6年後の要介護認定を受ける可能性が約2・2倍に増えるということがわかっています。

考えてみれば無理もない話です。

地方に行けば自動車は移動手段として欠かせません。運転そのものが脳には刺激になっていたのにそれがなくなり、外出の機会が減れば運動量も減るでしょう。近所のショッピングモールに行くことを考えたって、買い物するためには駐車場で車をおりてからは歩かなければなりませんし、店を見てまわることは刺激になるでしょう。免許を返納すれば、高齢者からそういう機会が奪われてしまいます。免許を返納した高齢者が電動自転車を使用することが増えているそうですが、今度は自転車事故が増えているのだそうです。

高齢者の運転による交通事故の割合は高いと思われがちですが、警察庁「令和3年中の交通事故の発生状況」によると、実は16～24歳の若者の事故率の方が圧倒的に高いのです。ただし死亡事故の割合については、75歳以上になると16～24歳の割合を上回りますが、それでも死亡事故を起こす確率自体は1万分の1を下回ります。しかも、若者は他人を巻き込む事故が多いのに対し、高齢者の死亡事故は4割が単独で、自分一人で完結しています。人をはねる事故はわずか2割です。

こうした数字から考えても、わたしは高齢者自身に不安がないなら自動車を運転することはメリットの方が大きいと考えています。

付け加えれば、時折、高齢者のアクセルとブレーキの踏み間違え事故を認知機能の問題ではとする指摘を見かけます。しかし、老年医学の立場から見れば、アクセルとブレーキの区別がつかないほど重度の認知症ならそもそも運転できないはずです。事故を起こした高齢者の多くは、むしろ血糖値が下がりすぎたり、血圧低下によって意識が混濁していたのではないかとわたしは思います。池袋暴走事故の加害者にしても、事故を起こす2年前の免許更新時に認知機能のテストにはパスしています。また、普段暴走していない人が暴走したり、信号無視をしたりするなら、その時の意識が混濁していた可能性は高い。だとしたら高齢のせいにするより服用している薬を調べるほうが合理的です。

それはともかく、運転ひとつとっても、自分は現役だと思えるならやればいいと思うのです。「自分はもう認知症かもしれない」と怯えるのは自由ですが、認知症といっても軽度から重度まで幅広く、日常生活に問題ないレベルなら運転だって可能だとわたしは思います。ただし、認知症だと診断された後で運転して交通死亡事故などを起こすと、執行猶予なしの懲役1年2ヶ月の実刑判決が科され、民事では約3億6000万円もの損害賠償請求訴訟が本人と家族を相手取って起こされたケースもあります。法律や裁判所が、認知症が軽度のうちは普通の高齢者と運転技能は変わらないというまともな常識をもっていない間は過信は禁物ということはお伝えしておきます。

好きなこと、得意なことを究める

あるいはもう仕事だ組織だはこりごりだ、好きなことをして暮らしたい、という方もおられるかもしれません。

それもまた前頭葉を活性化させるためには格好の機会です。

前に書いたように自分と反対の意見が書いてあるような雑誌や本を読むのもいいですが、もう一度自分が好きなこと、得意なことに取り組んでみるのは脳にとってもよいことです。

前頭葉が活発に活動するのはわくわくドキドキする時です。

本でも映画でも絵でも楽器でもなんでもいいでしょう。自分の人生を振り返って、なにが好きだったか、なにが得意だったかをあらためて考えなおしてみれば、何かしらあるのではないでしょうか。もちろん、ギターに挑戦してみるとか、初めての経験も脳が喜ぶことです。

ただし大事なのは、自分だけ楽しんで終わり、としないことです。

インプットしたものはアウトプットしましょう。

本を読んだら書評を書いてみるのもいいでしょう。それをＳＮＳにアップしてみれば感想がもらえるかもしれません。ピアノを練習したら、発表する場を持ちましょう。野菜作りにハマったら、誰かに差し上げてみましょう。

この時大事なのは、相手に「おもしろい」「すごい」「おいしい」と思ってもらえるかどうかです。自己満足だってしっかり脳内にドーパミンが放出されますから大事ですが、どうすれば相手にもそう思ってもらえるかを考えながら好きなことに打ち込めば、おのずとアウトプットの訓練になります。

日本人の悪いクセに減点法型の発想があります。特に今の70代、80代は、「とにかく完璧であれ」「欠点はなくさないと」と思いがちではないでしょうか。そういう教育を受けてきたからとも言えますし、現役時代もミスがないことが評価の最低基準だったのではないかとも思います。

しかし現代では、多少のキズがあろうとも、「おもしろいかどうか」が勝負です。文章だろうが絵だろうが楽器演奏だろうが「完璧」を目指すならそれはベストアマです。別に高齢者になってからそれを目指したって構いませんが、いきなりバトルロイヤルの世界に突っ込んでいくようなもので、それ相応の覚悟と努力は必要でしょう。さらにいうと、ベストアマとちがって、プロというのは仮に少しの欠点があっても人を惹きつける「おもしろさ」が必要なのだと気づくでしょう。

せっかく組織を離れて自由なのですから、「完璧さ」からも自由になって、「おもしろさ」を目指してもいいのではないかと思います。

お笑い芸人のようなことを目指すという話ではありません。もちろん一生懸命ギャグを考えるのもよいと思いますが、人の知的好奇心をかき立てるのでもよいでしょうし、「人の関心を惹く」と言い換えてもいいかもしれません。

例えば金属をあつかう商社に勤めていたとしましょう。そういう人なら金属について詳しいはずですから、それを武器にすれば「おもしろい」ＳＮＳへの投稿ができるかもしれません。「ロシアとの関係が悪化すると、とあるレアアースの入手が困難になってまずいことになる人たちがいます」などと書き始めたら、「ん？　なになに？　どういうこと？」と読み進んでくれるかもしれません。反響がなければ「どうしてだろう」と反省し、今度は別のやり方を試してみて、自分なりのスキルを磨くのもひとつの実験、前頭葉が喜ぶことでしょう。

ある事柄に精通していたり、特異な経験を持つ「特化型」の人には強みがあります。さかなクンなどは典型的だと思いますが、自分にも何かそうした強みがないか、探りながらアウトプットの方法を考えてみるのもよいのではないでしょうか。

ただ、日本人の悪いクセで、「自分の長所と短所を書いてみてください」と伝えると、短所ばかり書く人が多いのです。実は外国人でもその傾向があるので、日本人はなおのことということです。短所を洗い出し、埋めていく作業をしてきた人が多いからかもしれませんが、これを機にぜひ他人がおもしろがってくれるような長所を探してみてください。意外と短所が長所に変わるかもしれません。

たとえば、会社でＫＹ（空気が読めない）だと思われてきたのなら、裏を返せば人と違う考え方ができるということです。これまで「短所だ」と思ってきたことも、あらためて見つめてみると違った面が見えてくるかもしれません。

こうやって自己分析を重ねることも、立派に前頭葉を稼働させることです。そうやってやってみたいこと、アウトプットしてみたいことを見つければよいだけで、なにも高齢になってから、あえてつまらないことや面倒なことをする必要はありません。逆に、自分の欲望に正直になりましょう。欲望があればこそ脳は動き、行動に移せるからです。

別段、知らない人に向けてアウトプットするのではなく、妻（夫）へ、友人へ、親戚へ、子供へ、孫へ、相手がどうしたら関心を向けてくれるかに留意しながら自分のやりたいこと、得意なことに取り組むのでもよいと思います。喜んでくれるだろうかと思いながら新婚の孫の新生活を想像して陶芸の腕を磨き、マグカップをプレゼントするのでもよいでしょうし、老いた叔母のために膝掛けを編むのでもよいでしょう。要は頭を使ってインプットし、相手が関心を持てるようにアウトプットしましょうということです。

わたしもなるべくおもしろい話をしようと日々、情報収集をしたり、語り方を工夫したりしてがんばっています。それもこれも、話を聞いた人が少しでも「ほほう」と思ってくれればと思うからこそです。

そこで人とのつながりが生まれれば、さらに脳を活性化させることにもなります。好きなこと、得意なことはやっていて楽しいことですから、能力も伸びやすいでしょう。

そうやって楽しんでインプットして、楽しんでアウトプットができれば理想的ではないでしょうか。

楽しいことにお金を使う

繰り返しますが、年をとったからといって、今できていることをあきらめないことが大切です。

日ごろ自動車を運転している人は、免許証を返納する必要はありません。返納すると、先ほど触れたように、6年後の要介護率が2倍以上になります。日ごろから料理をしている人は、やめずに続けてください。火の消し忘れが怖いのであればガスコンロをＩＨに変えましょう。

お金も、使いましょう。

コロナで3年間、おとなしくしていたのですから金銭的余裕もできたはずです。

それに、今の70代、80代は日本企業の終身雇用、年功序列の恩恵をまだ受けていた世代です。定年時に１０００万円近い年収があった人の場合、３０００万円を超える退職金を受けとった人も多いと思います。そういうお金を元手に、自分への刺激を探すことは、80代を元気にすごすための糧になります。

現実には、貯蓄が２０００万円あったとして、それを毎月50万円、遊びのために取り崩す人はほとんどいません。しかし、長生きするほどお金は使わなくなります。介護資金も、特別養護老人ホームに入れば食費込みで月額15万〜20万円あれば充分、厚生年金で賄えます。

ですから70代、80代になって「貯金が減らないなあ」と思ったら、前頭葉を使うためにも、自分の楽しみのためにも、ためらわずお金を使って行動してほしいものです。

趣味のゴルフを毎週楽しむ。音楽が好きであれば週に1回はコンサートに行く。グルメに費やしてみる。これまでぜいたくだと思って諦めていたことに、思い切ってお金を回してみるのです。クルマ好きなら、一点豪華主義でポルシェでも買ってもいいかもしれません。夢だったキャンピングカーを買って旅行するのもいいでしょう。きっとわくわくしますし、生き生きとした自分を感じることができるでしょう。それはまさに、前頭葉が活動している証ですし、何より、自分がいままで一生懸命に働いて貯めたお金です。楽しいと思えることに使うことが、引いては健康長寿につながるとわたしは思っているのです。

ささやかな例ですが、外食産業におけるランチのバリエーションの多さは、日本に生まれてよかったと思うことの一つです。都市部なら、街歩きをしながら、小さな海外旅行を楽しむかのようにいろんな国の料理を食べるのもいいと思うのです。わたしが食いしん坊だからこんなことを言っているだけかもしれませんが、地方都市だと車で回るといろんな味に出会えますよ。

そういう意味では、行ったことがない場所に旅行へ行くというのはよい試みだと思います。

3年余りにおよんだコロナ禍で、わたしたちの生活は大きく変わりました。

言われるままに自粛してすごした人と、同調圧力にもめげずに動き続けてきた人の間で、前頭葉についても大きな差ができてしまったはずだとわたしは思っています。

とくに「ステイホーム！」「外に出るな！」という同調圧力を真面目に受け入れざるを得なかった70代、80代は最大の被害者と言ってもよく、家にこもるうちに足腰が弱り、前頭葉も刺激を受けず、心身ともに衰えてしまった人が多くいらっしゃいます。一方、安くて空いているので旅行に行きやすい、などと開き直ってすごした人は、案外と今も幸せそうで、皮肉なものだなと思います。

外出すると気持ちが浮き立つものです。太陽の光を浴びたり、幸福感に浸ったりすると、セロトニンが分泌され、やる気や幸福感がさらに高まります。

その際、前頭葉の刺激になるように、なるべく行ったことがない場所に出掛けてみてはどうでしょうか。日常と変わらぬルーティンでは前頭葉には刺激になりません。例によって楽をして、脳は前頭葉以外の部分で情報を処理しようとします。これまで経験していないこと、予測不能なことに対処した時に前頭葉は働くわけですが、旅行はそれにはぴったりです。うきうきする気分も脳が働いている証拠ですし、楽しさを感じながら、初めての場所から得られる刺激を与えてやれば、前頭葉にはこれ以上ない効果でしょう。

わたしは最近、初めて沖縄県の宮古島に行きましたが、海や空の美しさに感動しました。東南アジアのリゾートにきた気分になれました。また、子供のころ以来、久々に兵庫県の城崎に行ってみて、歩くのが楽しい町なのだと知りました。そうした非日常的な体験が前頭葉への刺激になりますし、感動すること、楽しむことは脳にとっても大事なのです。

ですから、コロナのせいで「しばらく旅行に行ってない」という人は、なるべく行ったことがない場所に出掛けてみてください。

高齢者ほど楽しんで！

年をとっても前頭葉は使えば使うほど活性化します。そして、前頭葉にとって最もよい刺激になるのが、楽しいと思えることをすることなのです。

ただし、前頭葉は高齢になるほど弱い刺激では反応してくれなくなります。若いときは、安物のステーキに舌鼓を打ち、ひな壇に座る芸人のトークでも笑えたかもしれません。しかし経験が豊富な高齢者は、食べものでも、お笑いでも、コンサートでも、それなりにハイレベルでなければ満足できなくなってしまいます。だからこそ、お金を使って「楽しい」と思える強い刺激を探してほしいのです。

コロナ禍以降、日本では楽しみを奪うことばかりが推し進められました。その煽りを一番受けているのは高齢者だとわたしは思っています。楽しまなければ免疫機能が落ち、若者より早く前頭葉の機能も低下してしまうというのにです。

日本のような超高齢社会は、年をとることが楽しみだと思えるようでないと、持ちません。

ぜひ後に続く者たちのためにも、「やるなあ」と思われる高齢者を目指していただけたらと思います。

付録――年代別　前頭葉との付き合い方

40代は人生後半戦の仲間入り

冒頭から申し上げているように、40代から前頭葉の老化は始まります。早い人だと萎縮が画像で見えるようになります。

ショックかもしれませんが、早めに向き合い、対策が早ければ早いほど老化は食い止められます。この本で何度も書いているとおり、①「二分割思考」をやめる、②実験する、③運動する、④人とつながる、⑤アウトプットを心がける、です。

40代後半は幸福度が最も下がるという研究があります。全米経済研究所（NBER）が2020年に発表した報告では、先進諸国では47・2歳で最も幸福感が薄れるのだそうです。50歳前後とする調査結果もあれば40代とする調査結果もあって、一定のばらつきはありますが、以後年を重ねるごとに幸福度が増していくというのはどの研究報告もだいたい一緒です。

今40代の人は、逆に言えばそこを乗り切ればよいのですから、50代になったときに「疲れた」「やる気が出ない」とならないように前頭葉を鍛え始めておくことをお勧めします。

ただ、なぜ40代後半で幸福感が最低になるのかには諸説ありますが、いわゆる「中年の危機」の最終盤の時期でもあり、前頭葉の老化以外にも「自分はならない」などと思わずに、うつにも注意を払うことが必要です。もうひとつ、男性の場合は特に男性ホルモンの一種、テストステロンの分泌量の低下にも要注意です。テストステロンは意欲に深く関与し、なかでも集中力や判断力、好奇心などの高次精神機能に深く関わっています。

テストステロンは性的刺激で増加しますから、そういう動画を見たり、女性とデートしたりするのもよいでしょうが、40代、50代になると1割~2割の人は「そんなのいいです」というくらいテストステロンレベルが下がっていることがあるんですね。そこまでいくと、LOH症候群（男性更年期障害）の症状として記憶障害が出てくることがあります。

これは、脳内の海馬という「記憶するかどうかを決める」重要な部位にはアセチルコリンという神経伝達物質の働きかけが必要なのですが、このアセチルコリンに「海馬に働きかけろよ」と作用するのがテストステロンだからだと言われています。

ですから、記憶障害が起こり、かつ意欲低下が起こった時には、前頭葉機能とテストステロン分泌量の低下の両方を疑った方がいいことになります。

とはいえうつや男性更年期障害はどちらも治ります。認知症の場合は治りませんが、うつにしてもテストステロンの低下にしても、投薬や注射をすれば治ります。保険適用ですと、2週間に1回から4週間に1回、一定期間治療を受けることになります。

この治療を受けると意欲的になりますし、お年を召された方だと「頭が冴える」と仰る方もいます。少なくとも検査は保険が利《き》きますから、意欲が落ちてきたな、どうしたんだろうと思ったらまずは検査を受けてみるといいかもしれません。検査でテストステロンの値が低ければ治療も保険適用になります。

ちょっと話が逸れますが、「テストステロンを注射したらハゲないか？」という心配をされる方もいるかもしれません。実はＡＧＡ（男性型脱毛症）の原因と目されているのはジヒドロテストステロン（ＤＨＴ）という男性ホルモンで、これはテストステロンと5αリダクターゼという酵素が結合することで生じます。年をとるとこの5αリダクターゼが増えるため、ＤＨＴが増えて抜け毛が増える……というわけです。主犯というべきはテストステロンというよりＤＨＴなのですね。

とはいえやはり、意欲減退の治療のためにテストステロンをただ足してしまえばＤＨＴも増えてしまうことが多いので、薄毛になってしまうと心配されるかもしれません。が、この5αリダクターゼの活性を抑える薬が発明されまして、それがプロペシアです。ＡＧＡの治療薬として知られているのですが、聞いたことがあるでしょうか。

このプロペシアを併用すれば、ＤＨＴが増えることなくテストステロンを増やせます。つまり、ＡＧＡになることもありません。

ただし、さらに付け加えれば、プロペシアはＡＧＡに対してたいへん優秀な薬なのですが、意外な副作用があってＥＤ（勃起不全）を起こす場合があります。これはＤＨＴがテストステロンより強力なので、ＤＨＴをブロックすると男性ホルモン不足になるためとされています。その場合はテストステロンを併用することになりますが、こうした治療は「男性ホルモン補充療法」と呼ばれ、泌尿器科やメンズクリニックで行われています。

50代は生活習慣の見直しから

50代は認知症の有病率が1万人に８人、要介護率は1％未満です。また、がん死亡率は10万人あたり１４６人とまだまだ元気です。仕事に遊びに邁進して前頭葉をフルに使っていただきたいですが、その一方で、いくつかの問題がまとめて起こる年代でもあるので注意が必要です。

まず、前頭葉の萎縮が進みます。人間の脳の表面積は、およそ新聞紙1面分に相当し、そのうち４割強を前頭葉が占めています。

すでに何度も説明したように、前頭葉が萎縮しても知能は落ちませんが、意欲や創造性が減退したり、感情のコントロールが利かなくなったりします。ただこれも、早めに生活習慣を見直し、思考を訓練することで、前頭葉機能の低下を遅らせることができます。

睡眠障害、飲酒、喫煙、高血圧、糖尿病は個人差があるとはいえ、脳の萎縮や認知症のリスクです。日常生活の中で気をつけたいものですが、50代だとまだ働いている方が多いでしょう。時間がないからと言って考えや行動がルーティンに陥りがちです。駅までの道順を変えるとか、行きつけではない店に行ってみるなど工夫して、意識的に自分の脳に刺激を与えてみましょう。自分の考えとは相容れない著者の本を読むのもお勧めです。腹が立つかもしれませんが、それもまた脳が動いている証拠ですし、反論を考えているだけで何か発見があるかもしれません。

また、50代で意識して欲しいのは運動です。筋肉というのは20代をピークに減少し続け、50代では20代の頃と較べて約10％減少していると言われています。筋肉が減ると基礎代謝量が減り、同じカロリーを摂取していてもその分太りやすくなりますし、体の各部への血流が悪くなり、寒く感じるようになります。疲れが取れにくくなったり慢性的なむくみや腰痛、肩こりなどが生じるのも筋肉量の減少が理由である場合があります。脳にとっても運動は欠かせませんのでぜひ習慣化しておきましょう。

ついでにいうと、男性ホルモンが減ると同じように運動をしていても筋肉がつきにくくなります。ここでも男性ホルモンの補充が活躍するのです。

健康診断で異常値が見られるようになるのも50代からが多いでしょう。動脈硬化や心筋梗塞はまだ起きにくい年代ですが、血圧やコレステロール値にぎょっとさせられることがあるかもしれません。

ですが、実際に不調があるならともかく、検査データだけを気にしすぎることをわたしは勧めません。たとえばコレステロール値。近年、コレステロール値が下がると、むしろ免疫機能が低下し、がんや感染症にも罹患しやすくなるとわかっています。コレステロール値が高めのほうが長生きできる、という調査結果も多いのです。

それより要注意なのは「やる気が出ない」「不調が続く」といった症状です。前頭葉の老化が原因かもしれませんし、初老期うつや運動不足、男性でもホルモンバランスの崩れによる更年期障害の可能性もあります。

50代で認知症になる確率は相当低いですが、神経伝達物質の一種で「幸せホルモン」とも呼ばれるセロトニンの分泌量が減るので、元々人口の3%はいるとされるうつ病が増えます。50〜60代のうつ病はもの忘れをしやすくなります。また、男性は5〜10%の人が男性ホルモンの減少が原因で記憶力が落ちますから、「最近どうも記憶力が悪くなった」と思ったらそれも疑ってみてもいいかもしれません。

うつ病のチェックリストをチェックするのもいいでしょうし、男性ホルモンの量は血液検査で調べられます。また、男性ホルモンを注射で補充すれば、その減少が原因の症状は劇的に改善されます。

セロトニンや男性ホルモンを増やすには、肉やコレステロールを摂取するとともに、運動をし、日光を浴びることです。特にセロトニンの分泌を促すためには日光を浴び、屋内でもなるべく明るくすることが有効です。女性の場合は日光を浴びると、女性に多い骨粗鬆症の予防にもなります。

60代は是が非でも仕事を

60代は前頭葉機能がさらに低下し、意欲が失われていく年代です。しかし、認知症の有病率はまだ1％弱で、要介護率も2％未満です。がん死亡率は10万人あたり３９３人です。

いま各企業などは65歳まで雇用確保が義務づけられていて、働いていれば無理にでも頭を働かせるため、脳の機能も維持されますが、定年退職してしまうと、急に頭も体も動かさなくなり、老け込んでしまいがちです。そのため是が非でも仕事は続けたほうがいいとわたしなどは思います。

もっとも、それまでと同じ仕事をする必要はありません。年金も支給されはじめますから、月に20〜30万円稼げれば充分。やりたいことをやればいいと思います。映画が好きなら、映画のアシスタントディレクターもいいでしょう。映画業界は人手不足なので月に20〜30万円でよければ、雇ってもらえる可能性があります。実入りは少なくても楽しくやりがいがある仕事を選べるのは、この年代の特権です。

60代はまた、親が80代、90代になって、介護に追われる年代でもあるでしょう。ですが、介護に身を入れすぎるのは危険です。離職してまで介護に専念する人もいますが、そうすると社会的な人間関係が切れてしまい、職場の人はもとより、友人と会う機会も減り、前頭葉のさらなる老化につながってしまいます。また、介護に多くを捧げた人ほど、親が亡くなってしまうと深い喪失感にさいなまれ、うつの危険性も高まります。

ですから介護が必要な親は、なるべく施設に入れることをお勧めします。介護施設で虐待が行われていたことがニュースになることがあります。しかし、珍しいからニュースになっているのであって、多く発生しているわけではありません。それでもそうしたことを未然に防ぐ意味でも、また、何かあったときにすぐに察知できるよう、足繁く面会には通った方がいいでしょう。しかも、在宅介護であればそういうことは起きないかと言えば、在宅介護経験者の4割弱が介護虐待をしたことがある、と回答したアンケート結果もあります。親にとっても在宅介護の方がよほど不幸であるかもしれないのです。

昔は認知症が「子供がえり」、つまり幼児に退行する病気と勘違いされ、施設で高齢者を「ちゃん」づけで呼んだり、童謡を歌わせたりすることがありましたが、今はそんなことはありません。高齢者のことを熟知している人が介護した方が、介護される側も幸せだと思います。不安であれば直接施設を訪ねてみることをお勧めします。

60代は女性ではもっとも「幸福度」の高い年代です。わたしは『60歳からはやりたい放題』という本を書いたくらいですから、60代には大いに人生を謳歌してもらいたいところですが、50代から引き続き脳の老化やうつには注意を払っておいた方がよいでしょう。また、「感情のコントロール」がおぼつかなくなってくるのもこの頃からです。

70代は頭を使い、肉を食べる

70代の認知症の有病率は70代前半で4%程度、70代後半では13%強になります。うつ病と認知症の有病率が逆転するのもこの年代です。要介護率は70代前半では男女とも6%前半、70代後半では男性が11・6%、女性が15・2%で、がん死亡率は10万人あたり807人。働くことが困難になってくるので、前頭葉の老化が一気に加速する年代なのです。

認知症は少しずつ進む病気です。アメリカのレーガン元大統領は、辞めて5年目で認知症だと公表しましたが、その時の受け答えを見る限り、そこから逆算すると発症は在任中で、もの忘れぐらいはあったはずですが大統領職を務め上げました。ですから、自分が認知症と診断されたらショックではあるでしょうが、まださまざまなことができる時間的余裕はあると思って下さい。

これは介護保険が始まる前の話ですが、私には東京都杉並区と茨城県鹿嶋市の認知症患者を継続して診ていた経験があります。その時の経験では、後者のほうが進行が遅いとはっきりと感じました。杉並では家族が認知症を恥ずかしがり、高齢者を家に閉じ込めていたのに対し、鹿嶋では歩かせていたのです。農業や漁業の従事者も多く、その人たちは認知症になっても仕事をしていました。

認知症だからといって閉じこもったりせず、できることをやろう、とする意欲が大事です。

それでは認知症患者がその辺を徘徊して困るではないか、と思われるかもしれませんが、認知症患者というのはもう日本に600万人いるわけです。人口の20人に一人です。

この20人に一人が実際に徘徊していたら、渋谷のスクランブル交差点などはもう毎日お祭り騒ぎになっているはずですが、もちろんなっていません。

認知症というのは脳の老化現象を伴う病気ですから、おとなしくなる人の方が圧倒的に多く、家に閉じこもっている認知症の人の方が徘徊する認知症の人よりずっと多いわけです。徘徊する意欲もない人が圧倒的で、わたしなどはなおさらに「意欲」というものの大事さを思い知らされます。

認知症を予防し、進行を遅らせるためには、意識的に運動し、頭を使うことです。70代になれば、前頭葉だけでなく、脳の他の部位も萎縮をはじめます。現実には、現役の会社社長だろうがボケてしまった無職の人だろうが脳のCT画像で見れば縮み方は同じくらいのこともあります。差が出るのは、脳を使っているかいないかです。萎縮しても認知症になっても、脳は機能するからです。

脳のためにも70代は栄養をつけるべきです。特に肉を食べることをお勧めします。男性ホルモンが分泌されるので行動的になる、という好循環が得られる一方、動脈硬化も進んでくるので、水分をこまめに補給することも必要です。

動脈硬化の予防には、血圧や血糖値、コレステロール値を下げるのがよいとされてきましたが、ひとたび動脈硬化になってしまったら、数値はむしろ高めにコントロールしたほうがいいとわたしは思っています。血圧が低いと脳に酸素が届かず、血糖値が低いと脳にブドウ糖が行き渡りません。血圧や血糖値が高いほうが、脳の調子はよくなるはずです。

これらの数値が高いことはアメリカで危険視され、日本も追随していますが、アメリカでは心臓病で死ぬ人ががんで死ぬ人より多く、一方、日本ではがんで死ぬ人が心筋梗塞の12倍。食生活や疾病構造が違うアメリカに倣う必要はありません。

日本では長く脳卒中が死因の1位でした。それが減ったのは、減塩運動の成果だといいますが、わたしは違うと思います。脳卒中の原因としてかつて多かった脳内出血が減ったのは、昔と違って今は充分なタンパク質を摂取できているからです。昔を知る人ほど脳卒中を過度に恐れて血圧を気にしますが、栄養状態がよければ脳内出血は起きにくいので安心してください。

ということで、70代のうちは肉を積極的に食べて栄養をつけ、免疫力を高めてください。コレステロール値も気にする必要はありません。80代、90代で寝たきりになり、食べすぎると胃がもたれて死にそうになるまでは、食べ続けるべきです。

新型コロナも本来、高齢でも免疫力を上げれば、それほど危険ではなかったはずです。ところが自粛生活で心も体も弱り、免疫力が落ちていると、重症化してしまうのではないでしょうか。それればかりか、言われた通りに自粛してきた人ほど、歩けなくなっています。70代は普通に歩くだけで運動になるので、食べるだけでなく、外出して歩きましょう。

もうひとつ。高齢になるほど心と体の状態がリンクしやすいので、見た目も若さを保てるなら保ったほうがいいです。かつらやボトックス注射などで若返りをはかるのは、悪いことではありません。

こうしたことも前頭葉を若く保つことにつながります。

80代は老化を受け入れながら楽しむ

80代になると、ほとんどの人の脳にアルツハイマー型変性が見られ、認知症の有病率は30％以上。要介護率も80代前半では男性が23・０％、女性が33・９％、80代後半では男性が40・８％、女性が57・３％で、がん死亡率は人口10万人あたり１５１８人になります。

がんばっても維持できないことが目立ってきます。一生懸命歩いていても、歩けなくなる日はきますし、頭を使っていてもボケてきます。当然、前頭葉も50代、60代と比べると萎縮しています。

大事なのは、そうなったときにあがくより、できないことはあきらめ、できることをどう維持するか考えることです。

食事がつらくなってきたら、無理してまで食べないほうがいいです。逆に、塩分を控えるために美味しくない食事をがまんして食べる必要もありません。がまんはうつや免疫力の低下にもつながります。できることを楽しむことです。

85歳で約４割、90歳で６割ほどが認知症になります。もの忘れがひどく、昔のように頭が働かなくても、元通りにはできません。しかし落ち込む必要もなく、受け入れながら生きていくことです。軽度認知症ならできることも多いので、現状維持を心がけましょう。

80代で動脈硬化がない人はいません。「ウィズ・動脈硬化」の考え方で向き合いましょう。また、毎年100人に1・5人はがんで死ぬ年代ですが、最初に記したように、年をとるほど「ウィズ・がん」の姿勢が大切です。たとえば胃がんの手術は、日本では胃の3分の2を切除するというケースがほとんどですが、80代でそれを受けると、食事がとれず、栄養状態がガクンと落ちてしまいます。60代ならともかく、70代、80代では臓器の大きな切除はすべきではないとわたしは思っています。

高齢になると「もう歳だから」と、生活の各方面で自己規制しようとする人がいますが、その必要はありません。むしろ80代になれば、たいていの人は子育てや親の介護、住宅ローンなどから解放されており、自分がやりたいことをがまんする必要がなくなっているはずです。むしろそれまでよりもアクティブに活動しやすいはずなのです。

おわりに――AI時代をどう生きるか

わたしはこの先の20〜30年で、大きなパラダイムシフトが起こるのではないかと思っています。

例えばですが、これからAIやロボットがさらに実用性を高め、わたしたちの日常に入り込みだしたら、働く人の方が邪魔になるのではないか？　と思ったりするわけです。ロボットにできることはロボットがやった方がミスが少ないでしょう。だからむしろ人間は働かないでください、邪魔しないでベーシックインカムで暮らしてください、ということになるかもしれない。

そうすると「働かざるもの食うべからず」ではなくなります。働けるのは限られた人になるでしょう。夢のような話に思うかもしれませんが、今の時代であっても、生産過剰で消費過少であるなら、消費だけしてくれる存在の方がありがたいかもしれないわけです。働かないでお金だけを使ってくれる高齢者や生活保護受給者は社会にとってはいつだってありがたい「お客様」でしょう。「アリとキリギリス」と正反対の世界で、「キリギリスは冬になっても食べ物が余っていたので一生ぜいたくに暮らしました」となるかもしれないわけです。

そうなると今度は逆に、「働きたいから」と一生懸命学問に打ち込んだりスキルを磨くことに精を出す人が出てくるかもしれない。遊びの中で、例えば昆虫採集に打ち込む中で、世紀の発見をする人も出てくるかもしれない。

つまり何が言いたいかというと、世の中というのは条件が変わると、それまで信じてきたものが通じなくなっていくのが自然で、それでも人は楽しく生きていかなければならないということです。

アメリカが主軸の世界だっていつまで続くかわからない。中国主導の世界になるかもしれない。それどころかインドが急躍進するかもしれません。ＡＩがすべて解決してくれる世の中になるかもしれないし、火星で住むのが当たり前になるのかもしれない。

それは「考える」ということの質が変わる、問題解決型より問題発見型の人の方が価値が高くなる未来が訪れるのではないか、ということです。

問題解決はＡＩに任せておきましょう。

ＡＩに何を解決させるのか決めるのが「働ける人」の条件になってくるわけです。

スティーブ・ジョブズがすごいなと思うのは、技術陣の解決能力が高かったからというのもあるでしょうが、これまでこの世に存在していなかったものを、欲しいものは欲しいと言って実現させたことだと思うのです。ｉＭａｃでもｉＰａｄでもｉＰｈｏｎｅでも。まさに問題発見型の、つまりは前頭葉型人間だなと思うのです。

テクノロジーが進歩していく時代というのは、要求水準は高い方が結果的には幸せになれるのだとわたしは思うのですね。今あるもので満足できる人は、今ある以上のものが手に入らないのですから。その「厚かましさ」こそが、これからの時代に求められることなのではないか――と思うのです。実際、すでに、さまざまな技術はあり、腕を揮《ふる》いたい人はいる、技術の実現のためにクラウドファンディングでお金を集めれば出資してくれる人もいる――となれば、技術の革新は加速する一方でしょう。厚かましいもの勝ちの世の中がやってくるという気がするのですね。

さて、ではわたしたちはどうしましょう。

ベーシックインカムで食べさせてもらう側に回るのか、ちょっとでもＡＩやロボットにはできないことをやってやろうと思うのか。

わたし個人はどちらがいいとも悪いとも思いませんが、いずれにしても、前頭葉を使わなければ乗り切れない未来がやってくるのではないか、そう思うのです。

二〇二三年三月

和田　秀樹

感情老化度テスト

和田秀樹著『人は「感情」から老化する』より

※当てはまったら○をつける	YES	どちらともいえない	NO
最近は、自分から友達を遊びに誘ったことがない			
性欲、好奇心などがかなり減退している			
失敗をすると、昔よりもうじうじと引きずる			
自分の考えと違う意見をなかなか受け入れられない			
年下にタメ口をきかれると瞬間的にムッとする			
「この年で始めたって遅い」とよく思う			
この年なのでお金を使って楽しむより老後に備えて貯めたい			
あることが気になったら、しばらく気にし続ける			
最近、何かで感動して涙を流した記憶がない			
かっとなって部下や家族にどなることが多い			
起業など、若い人の話だと思う			
この半年、一本も映画を見ていない			
夫婦喧嘩をすると、怒りがなかなか収まらない			
新刊書やカルチャースクール、資格試験学校、旅行などの広告に興味がわかない			
友達の自慢話を、昔よりじっと聞いていられない			
この一ヶ月、一冊も本を読んでいない			
最近の若いやつのことはわからない、としばしば思う			

今日あったことが気になって落ち着かず、眠れないことが多々ある			
最近、涙もろくなった			
昔と比べて斬新なアイディアが思い浮かばなくなった			
ファッション誌やグルメ雑誌なんて自分とは別世界のことと思う			
気に入った案が一つ思いつくと、なかなか別の考えが浮かばない			
昔よりイラッとすることが多くなった			
ここ数年、旅行は自分で計画せず人の計画に丸乗りするだけだ			
昔と比べて、いろいろなことに腰が重くなった			
	×3	×2	×1
	= ①	= ②	= ③

○の数に「3」、「2」、「1」をかける

※当てはまったら○をつける	YES	どちらともいえない	NO
ごますりとわかっていても、言われると気持ちがいい			
「あいつは○○だから」などと、人を決めつけた発言をよくする			
人にものを尋ねるのがおっくうだ			
こうした方がいいと仕事で思っても、面倒くさくて提案しない			
一度嫌い（もしくは好き）になった人は、なかなかいい点（悪い点）を認められない			
	×2	×1	×0
	= ④	= ⑤	

○の数に「2」、「1」、「0」をかける

① + ② + ③ + ④ + ⑤

＝あなたの「感情年齢」

実際の年齢より「感情年齢」が上の場合は要注意！

和田秀樹　1960(昭和35)年、大阪府生まれ。東京大学医学部卒、精神科医。ルネクリニック東京院院長。立命館大学生命科学部特任教授。長らく老年医学に携わる。『80歳の壁』他ベストセラー多数。

Ⓢ新潮新書

993

不老脳《ふろうのう》

著　者　和田秀樹《わだひでき》

2023年4月20日　発行

発行者　佐　藤　隆　信

発行所　株式会社 新潮社

〒162-8711　東京都新宿区矢来町71番地
編集部(03)3266-5430　読者係(03)3266-5111
https://www.shinchosha.co.jp
装幀　新潮社装幀室

印刷所　錦明印刷株式会社

製本所　錦明印刷株式会社

ISBN978-4-10-610993-5　C0247

価格はカバーに表示してあります。

新潮新書

882
スマホ脳
アンデシュ・ハンセン
久山葉子訳

ジョブズはなぜ、わが子にiPadを与えなかったのか？　うつ、睡眠障害、学力低下、依存……最新の研究結果があぶり出す、恐るべき真実。世界的ベストセラーがついに日本上陸！

930
最強脳
『スマホ脳』ハンセン先生の特別授業
アンデシュ・ハンセン
久山葉子訳

コロナ禍で増えた運動不足、心に負荷を抱える子供たち――低下した成績や集中力、記憶力を取り戻すには？　教育大国スウェーデンで導入された、親子で読む「脳力強化バイブル」上陸。

959
ストレス脳
アンデシュ・ハンセン
久山葉子訳

人類は史上最も飢餓や病気のリスクから遠ざかった。だが、なぜ「不安」からは逃れられないのか。世界的ベストセラー『スマホ脳』の著者が最新研究から明らかにする「脳の処方箋」。

820
ケーキの切れない非行少年たち
宮口幸治

認知力が弱く、「ケーキを等分に切る」ことすら出来ない――。人口の十数％いるとされる「境界知能」の人々に焦点を当て、彼らを学校・社会生活に導く超実践的なメソッドを公開する。

903
どうしても頑張れない人たち
ケーキの切れない非行少年たち2
宮口幸治

彼らはサボっているわけではない。頑張れないがゆえに、切実に助けを必要としているのだ。困っている人たちを適切な支援につなげるための知識とメソッドを、児童精神科医が説く。